イヤーコーニング

earconing

ゆらぐ炎の傍らで

近藤真澄

きれい・ねっと

人にはそれぞれの生き方があり
通ってきた道がある

そして、その道の数だけ
炎は燃え方を変え、形を変える

見事なほどにそれぞれの美しさで
命の奥底にしまい込み
時には忘れていたものさえも
感謝とともに昇華していく

「もとにもどる」
その傍らに居させていただくこと

それが、今回のわたしの人生に示された
イヤーコーニングという「道」のようです

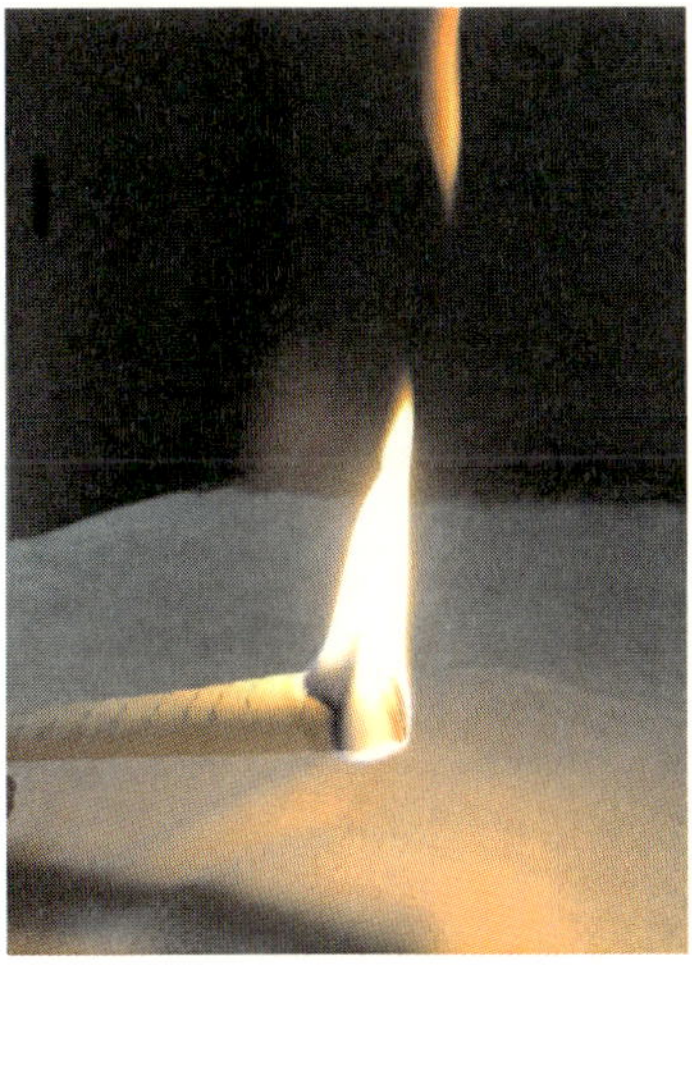

はじめに

皆さまは「イヤーコーニング」というものをご存じでしょうか。

型どおりのご説明をするとすれば、古代エジプト・インド・中国・チベットやネイティブアメリカンなど、世界の多くの文明で三千年以上前から伝承されていると言われる民間療法のひとつということになります。

また、この療法は誰でもが受けられたわけではなく、古代では特別な地位の人だけが受けられる特別なもので、シャーマンの間では、「内なる耳を開く」とされ、心・身体・魂の浄化のために、大切な儀式の時に使われていたとも伝えられているそうです。

具体的には、コットンや麻に蜜蝋《みつろう》を浸み込ませて作った長い筒状のコーンを、耳に軽く差し込んだ状態で火をともします。

まったくご経験のない方には、すこし想像するのが難しいかもしれませんが、火を使うからといって熱かったり痛かったりするようなことはなく、心地よいと感じられる方がほとんどで、大多数の方が気持ちよさそうに眠ってしまわれます。

ただ、いちばんよくいただくご質問なのですが、イヤーコーニングのセッションを受けることで、どういった効果が期待できるのか？というと、いつもわたしは答えに窮してしまいます。

民間療法であるうえに、まだ日本では一般的ではないため、科学的な調査研究などはほとんど行われていないのではないかと思います。また、「ただの耳垢取り」だという方もいらっしゃって、残念ながら実際に海外ではそのような扱いの国もあるようです。

でも、それよりなにより、イヤーコーニングを受けて起こること、感じることというのは、百人百様、千差万別なのです。

十年来の頑固な肩こりがすうっと楽になる方もあれば、膝が痛くてできなかった正座ができるようになる方もあり、腰の曲がった年配の女性が一時間後にはスタスタと真っ直ぐに背筋を伸ばして歩いたりする場面にも出会わせていただきました。

頭がすっきりして勉強がはかどるようになり、成績アップを果たした学生さんもありましたし、深刻な病が回復に向かわれる、もしかするとイヤーコーニングがそのきっかけとなったかもしれないというようなこともありました。

そして、そんな体の変化だけでなく、感情に大きな変化が訪れる方もいらっしゃいます。

誰かのことが許せずに怒りの感情がふつふつとしていたのが、誰に腹を立てていたのかなにに腹を立てていたのかは覚えているのに、なぜかその怒りの感情がどこにも見当たらなくなっていたり、心の中を埋め尽くしていたはずの不安や恐れが、どこへいったかわからないような何もない、でもなぜか満たされている空間を感じたり……、というようなご感想を伺うことも少なくありません。

このように、身体で感じる方、心で感じる方、なかにはそれよりもっと深いところで感じてしまう方もある……イヤーコーニングとは、そういうもののようです。

ですから、一言で「こうなりますよ」とは申し上げられないのが正直なところなのです。

わたしが、そんな「イヤーコーニング」なるものに出逢わせていただいたのは２０１２年12月、いまから五年と少し前のことでした。

友人からの紹介でこの言葉を初めて耳にした時には、人さまの身体に直接触れさせていただくような仕事などしたこともなく、またそれを志したこともなかったわたしだったのですが、その時どこからか、これまでに経験したことのない声が鳴り響いたのです。


「なにをやってるんだ！

はやくやってあげなきゃいけないじゃないか！　急げー！」


一言一句、音の調子まで忘れることのできないこの声が、果たしていったいなんだったのかはいまとなってもわかりません。

ただ、その声がいったいなにであったとしても、もしかするとわたしの単なるそら耳であったとしても、わたしは結果的にその声に従ったのです。

そして、いまでは東京のサロンを中心に全国各地を飛び回りながら多くの方に日々イヤーコーニングのセッションをさせていただき、また、より多くの皆さまにイヤーコーニングを体験していただくために、セラピストの養成講座もさせていただくようになっています。

これからお話しさせていただく、わたしが歩ませていただいてきたいまここに至るまでの道のりは、良くも悪くもおそらく皆さまの想像をはるかに超える、まさに波乱に満ちたものです。

実はこれまでのわたしは、それをお伝えすることに大きな意味も意義も感じてきませんでした。そのような個人的なことを公にすることには、むしろ否定的だったかもしれません。

けれど、イヤーコーニングのことを皆さまにお伝えしようとするとき、この数奇な道のりのなかにこそ、わたしなりのイヤーコーニングへの思い、原点となるものがあるのではないかと感じるのです。

正直言うとすこし、いえ、かなり恥ずかしくもあるのですが、少々長いわたしがイヤーコーニングに出逢うその日まで、そしてその日からの物語にお付き合いくださいましたら幸いです。

そして、そのなかに散りばめられるであろう、わたしが今生歩ませていただくことになったイヤーコーニングという「道」をすこしでも感じ取っていただければ、また、それがほんのすこしでもお役に立つならば、これほど嬉しいことはございません。

2018年2月吉日

近藤　真澄

もくじ

第二章 出逢いの前夜

第三章　イヤーコーニングとの出逢い

第四章　イヤーコーニングという道

第一章

道のはじまり

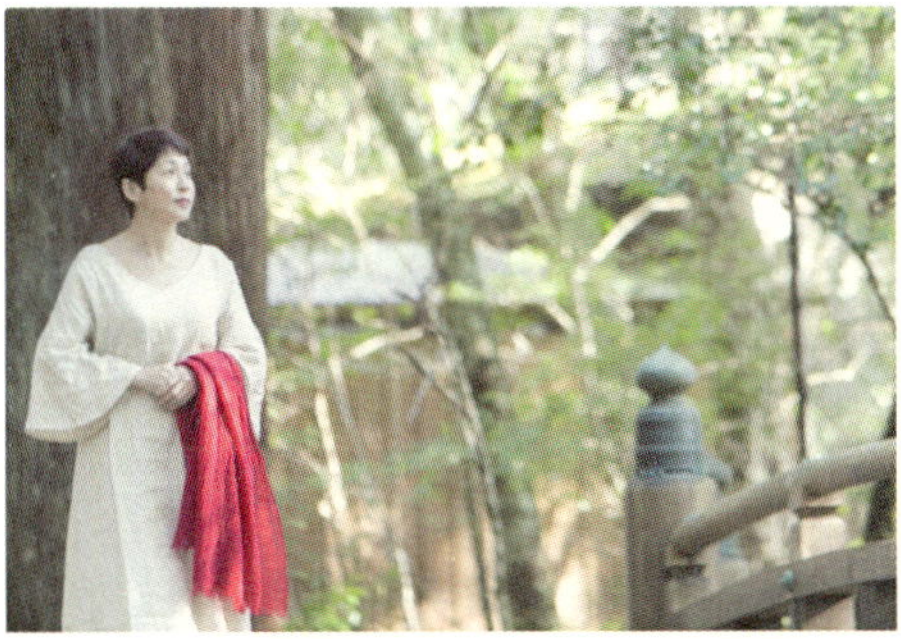

「神宮」へ

われながら時にフィクションかと思うほどのわたしのこれまでの人生の中でも、お話しするとほとんどの方が驚いたり興味を持ってくださるのは、やっぱり「伊勢神宮」に置いていただいていた時のことでしょうか。

では、そもそもなぜそんなことになったのかというと……。

十七歳の時だったと思います。女の子の十九歳の厄祓いにと、ある方が三重の一の宮、椿大神社に連れて行ってくださいました。
その場所でわたしは、記憶にある限りでは生まれて初めて、朱《あか》い袴をはいて鈴を持ち、舞を舞っている人を見ました。
そして、その姿を見た瞬間、

「これ、わたしだ……」

言葉にするのは難しいのですが、わたしの中のどこかに、なにかゆるぎない確信のようなものができてしまったのです。

話は変わりますが、三人姉妹の長女として生まれたわたしは、幼い頃から父による「跡継ぎ」教育のようなものを受けていて、わたしの中にはすでにそう決められている未来があったように思います。

当時、わたしの父は、小さいながらも従業員の方をたくさん抱える会社を経営していて、大人になったら養子さんをもらって跡を継ぐという役割を、果たさないわけにはいかない……という状況だったのです。

小さい頃からそんな環境の中にいて、そこになんの疑問も持っていなかったわたしはいつしか、たとえば小学生の頃、男の子を好きになってもその子が長男だったら諦めないといけない……子供ながらにそんなふうに思う程になっていました。

父は、わたしが大学へ行きたいと言っても、絶対に首を縦にはふりませんでした。なぜかというと、大学に行くと養子さんに来てもらえる範囲が狭くなるからというなんとも古風な理由。

でも、父のその願いは痛いほどわかっていましたし、大学へ行きたいとは言っても、どうしても学びたいことがあるわけでもなく、ただ、みんなが行くから……程度の思いでしたから、それくらいの思いで、父の首の方向を変えることなどできるはずもありません。

そのせいなのかどうかは、今となっては憶えてもいませんが、とにかくわたしは、朱い袴のその姿が、自分の本当の姿に思えてどうしようもなくなってしまったのです。

でも本当に、ものを知らないとはおそろしいことです。

その頃のわたしは、神社の名前もほとんど知らない高校生。知っている神社といえば、恥ずかしながらテレビで見たことのある「伊勢神宮」「熱田神宮」「明治神宮」という本当に有名な三社くらいでした。

朱い袴をはくという、漠然とした思いだけがあり、いったいどこの神社がいいのかなどという知識もありません。

三社のうち、明治神宮へ行くのも熱田神宮へ行くのも、東京や名古屋といった大都会が怖いという、理由にもならないような理由で消えました。

そして、なんとなく、ほどほどに田舎なここならば、わたしでも大丈夫なんじゃないかしら……くらいの軽い気持ちで選んだのが伊勢神宮でした。

もっと恥ずかしいことを白状するなら、伊勢神宮に祀られている神様の名前すら知らない、そんな十七歳だったのです。

その頃、全寮制の高校生活をしていたわたしは、大きな休みが終わって学校へ行くなり、担任の先生にその旨を伝えました。

先生は「こんなことを言い出す生徒は、この学校始まって以来だ！」とアタフタしながらも、願書などの必要書類を取り寄せてくださいました。

そんなある日、わたしは副校長室に呼び出されます。
副校長からソファに座るように促され、「手を出してみなさい」と言われて差し出しました。するると、わたしの手のひらの数センチ上にご自分の手のひらを持ってこられた副校長は、しばらくの沈黙の後、わずかに一言こうおっしゃいました。

「行っていいぞ、君は。伊勢神宮へ……」

その時の光景はとてもよく憶えているものの、何をされていたのかはさっぱりわからずじまいです。ただ、いつも寡黙な様相で威厳のある副校長という方に、にわかに認めていただけたようで、なんだかとても嬉しかったことだけは憶えています。

次の大きな休みに、わたしは母と一緒に伊勢へ行きました。
どなたかからの紹介をいただき、神楽殿の中をご案内いただいて、わたしはその時に初めて、ここは「伊勢神宮」ではなくて「神宮」という名称なのだと知ることになりました。

伊勢にあるから、伊勢の「神宮」なわけです。

ご存知の方も多いと思いますが、日本中に本当に多くの神社がありますが、「神宮」という名称はここだけなのです。

もし、行かれる機会がありましたら、ぜひお守りやお札の裏を見てみてください。「伊勢神宮」ではなく「神宮」とだけ書いてありますから。

こうして、神楽殿を見学させていただいたその日、十七歳の怖いもの知らずの高校生は、「この「神宮」に行く」と心密かに決意したのでした。

それにしても、思い込みというものは、時に信じられないような大きな威力を発揮するものなのですね。

高い倍率の狭き門をくぐり、わたしは晴れて、「神宮」で朱い袴をはかせていただくことになりました。

世にも幸せな二年間

神宮での時間は、わたしにとって何ものにも変え難い、人生の中でも最も美しく、本当に幸せな時間でした。

さて、神宮では、朱い袴をはいている若い女性を「巫女さん」ではなく、「舞女《まいひめ》」と呼びます。

伊勢の市民の皆さまもご存知で「まいひめさん」と呼ばれますし、神宮職員の中には親しみを込めて「まいちゃん」なんて呼ばれる方もありました。

では、その「まいひめさん」はどんなことをしているかというと、一番のお仕事は神楽殿で舞を舞うことです。

毎朝の潔斎、お掃除の後は、日々重ねられる御殿での神楽の際に「倭舞《やまとまい》」という舞を舞い捧げます。
御殿では、ふだん履いている朱い綿のくるぶし丈の袴ではなく、絹の緋袴《ひばかま》、そして真っ白な千早《ちはや》を着て、紅梅の天冠《てんかん》をつけ、五色を巻いた榊を持って舞うのです。

そう、来る日も来る日も……です。

神宮の中でのいろいろなことは、どのあたりまで公にしてよいものか、わたしには分かりかねるのですが、それから二十数年たったある時、驚くような出来事がありました。
それは神宮を辞め、いろいろな事があり、まさに真っ暗なトンネルの中にいるような四十代前半の頃のことです。

神宮でお世話になっていた方と、偶然にも再会したのです。その方は、わたしたち舞女に舞を教えてくださる先生だった方でした。
ふだんは飄々《ひょうひょう》としていらっしゃいますが、ひとたび舞い始めると、それはそれは美しい舞を舞われる男性でした。はっきりとはわかりませんが、十八歳のわたしには、おじいさん……に見えるようなお歳だったと思います。

その方との、二十数年ぶりの再会。

わたしが神宮に置いていただいていたのはわずか二年でしたから、きっと覚えていてはくださらないだろうと思いながらも、懐かしくご挨拶をさせていただき、その時持っていた名刺をお渡ししたのでした。

すると、その数日後、その先生からのお手紙が届いたのです。

そこには、「五十年近くの間、神宮さんで五百人を超える舞女さんたちに舞を教えてきましたが、その中にどうしても忘れられない舞女さんが三人います。あなたはその中のおひとりです。ご尊敬申し上げておりました」と、美しく丁寧な文字で書かれていました。

予期せぬ言葉への驚きとあふれる嬉しさ、そして言葉にできないようなもったいなさを感じ、お手紙を持つ手は震え、その美しい文字が涙で滲んで読めなくなるほどでした。

御殿では、誰に評価されることもなく、神前に向かって舞を舞います。

それは決して、参拝客の方の方を向いてではないのです。

その姿を、こうして見ていてくださる方がいてくださり、そして、こんなふうに感じてくださっていたなんて……。本当に心が震えるような思いがしたものです。

あの時、先生からいただいたお手紙は、いまもわたしの大きな誇りです。

そのような二年間を、わたしはこの神聖で特別な場所で送らせていただいておりました。

そのことに、まだ幼さすら残る二十歳前のわたしが、気づいていたかどうかは定かではありません。

ただ、気づいていたとしてもいなかったとしても、そんな世にも幸せな二年間を終え、わたしはいよいよ、その頃にはまったく想像もしなかった真っ暗なトンネルの入り口に、まるで吸い寄せられるようにして近づいていくことになるのです。

「悲劇のヒロイン病」の顛末

わずか二年で神宮をあとにしたのは、結婚が決まったからです。

お相手は三つ年上の福井県の男性、なんと初めて出会ったその日にプロポーズされました。

跡取り娘だと育てられ、養子さんをもらうと決められている（と思い込んでいる）わたしに、その人はこう言いました。

「うちは父親が養子に来て、家業を盛り立てたんだ。四人兄弟の末っ子の自分は、小さい時から「お前はどこかのおうちへ養子に行って、そのおうちを盛り立てるんだよ」と言われてきた。だから君と結婚してその役目を果たすんだ」

奇しくも、わたしの父の商売とその方のおうちのご商売はまったく同じ。これはまさに「赤い糸」に違いないと、世間知らずのオメデタイわたしは、本気でそう思ってしまいました。養子に来ていただいて家を継ぐということに、なんの疑問も持っていなかったわたしですから、こんなに若いうちにここまでピッタリな条件の人にめぐり逢えるなんて、「これで、小さい頃から課せられてきた役目が果たせる」と、ずいぶん誇らしく思ったほどです。

それが……。

まさに急転直下、それからほんの数カ月後、なんと結婚式の三日前に急遽、結婚式をキャンセルしなければならないことになってしまうなんて、いったい誰が予想できたでしょうか。

もしも、突然何もかもの気力を失ってしまったかのようになった、あの時の彼の様子に病名をつけるのなら、きっと「鬱」という診断になるのでしょう。

ただ、わたしは今でもそうだとは思っていません。医学では、診断のつきにくい状態だったのではないかと思います。

でも、そんなことが我が身に降りかかろうとは夢にも思っていなかった当時のわたしに、そんな冷静な判断ができるはずがありません。結果的にわたしは、すっかり「悲劇のヒロイン病」にかかってしまいました。

ベッドから起き上がらない日々が続くのです。決して起き上がれないわけではありません。自らの意思でそうしていたのだと思います。

でも、今となってはどれぐらいの日々をそうしていたのかさえ、思い出すことができません。笑っていたのか泣いていたのか、とにかくなにひとつ思い出せないのです。ひとつだけ、誰とも顔を合わせたくなかったのだけはたしかでした。

ところが、そんな何をしてもおもしろさも感じないような日々を送っていたある日、その彼がなんの前触れもなしに、再びひょっこりとわたしの前に姿をあらわします。

彼は、すっかり以前と変わらぬ元気な姿に戻っていました。

嫌いになって別れたわけではない人とこんなふうに再会すると、やっぱり情がわくものです。そして、わたしは「悲劇のヒロイン病」から一転、キャンセルした結婚式からほぼ一年後に、同じ人ともう一度結婚式を挙げることになったのです。

桜の木が教えてくれたこと

待ちに待った結婚式の前日、一つ目の事件は起こりました。

明日、花嫁姿になるわたしは勇んでエステに行き、きれいにしてもらってルンルンで帰りの車に乗り込みました。

そして、なんの障害物もないまわりには田んぼしかない田舎の直線道路を走っていたはずなのに、どこから出てきたのかまったくわからない大きなワンボックスカーが、わたしの車に横から体当たりしてきたのです。

その瞬間、大きな衝撃になにが起こったのかさっぱりわかりませんでしたが、気がついたらフロントガラスはバリバリに割れ、車はうんともすんとも動かない様子です。

骨が折れていてもおかしくないような衝撃でしたが、タイヤまで大破して車は見るも無残な様子だったにもかかわらず、不思議なことにわたしの身体はかすり傷ひとつありません。

明日という日を待ち望んでいるわたしには、なんだか幸先の悪い嫌な出来事ではありましたが、駆けつけてくれた保険屋さんと車屋さんに後のことをお任せし、そのまま家まで送ってもらいました。

足の骨一本でも折れていたらまたできなくなってしまう結婚式でしたが、無傷だったことでそんな嫌な気持ちもほどよく忘れ、明日の楽しみの方に心ふくらむわたしは、その夜ワクワクと少しの緊張で眠りについたのです。

ところが、メインイベントはその翌朝、まったく違うカタチでやってきました。

その頃（三十年ほど前です）は、花嫁姿を家で作り、家から花嫁姿で式場へ向かうというのが普通で、特に東海地方では、そうして花嫁さんが家を出る時、屋根の上からお餅やお菓子を撒くというのが一般的でした。そしてそれは、たくさんの方が花嫁姿を見にきてくださる、花嫁にとってのメインイベントだったのです。

当日、早朝五時から美容師さんが家に来てくださり、花嫁さんを作ってくださいます。ほんのりとした高揚感の中でお化粧をしてもらい、文金高島田のカツラをつけようとしたその時、想像を絶する出来事が起こりました。

聞いたことのない大きな地響きのような音とともに、信じられないほどの振動がわたしたちを襲ったのです。

地震でないのは明白でした。

何かが追突したか、それとも墜落したのか。

家の中にいた全員が外へ出ました。

そして、目の前の光景に、声も出せず立ち尽くしました。

家の敷地の真ん中にあった、大人ふたりが手を広げてようやく囲むことができるどうかというほどの立派な桜の木が、なんと根っこから倒れているではありませんか。

結婚式は五月で、その一カ月半前には見事な花を咲かせていたその桜の木がです……。

おめでたい日の朝にこんな出来事を目の当たりにして、なんと言えばいいのかわかる人などいないでしょう。そして、不吉な想像をしたからこそ、その場の誰もがそれを口に出すことをはばかったのだと思います。

だって……もう遅いのです。

その時間には福井から、我が家に養子さんに入ってくださるという彼とその親戚御一行様が、なにも知らずに雪の溶けた北陸自動車道を走っている頃なのですから……。

それにしても、いま考えてもよくできた話だなあと思います。

家の敷地は１５００坪、その真ん中に悠然とそびえる自慢の桜の木でした。家の方に倒れたら、屋根を破壊していたでしょう。池の方に倒れたら、池の鯉たちの多くを傷つけていたでしょう。

そう、桜の木はまるで、家人を気遣うかのように、一番被害の少ない方向に倒れていました。

すぐさま、会社の従業員の方に無理をお願いしてその木を運んでもらい、倒れた庭石を丁寧に戻してもらいました。わたしはといえば、何事もなかったかのように白無垢姿になり、屋根からは、お越しくださった本当に多くの方たちに向けて、お菓子やお餅がめいいっぱい振舞われたのです。

もちろん、「よりによって、どうして今日なのよ!」と思いもしました。けれど、白無垢姿のうら若き花嫁は、晴れの日を喜ぶ気持ちもいっぱいで、式場へと向かうタクシーに、カツラをぶつけないようにそっと乗り込むのが精一杯だったのです。

この後、若いふたりはしばらくの新婚生活を楽しみ、一年半後には長男が生まれ、近藤という家に何十年ぶりかに誕生した男の子に安堵したのですが……。

おそらく、皆さまのご想像の通り、やはり、なにやら雲行きがあやしくなってきました。離婚の「り」の字も考えていないわたしは、うまくいかないことや頭を打つことにも必死で対応していたつもりでしたが、度重なるそれに、少しずつ彼から心が離れていくのを感じていました。

そんな時に、二人目の子の妊娠がわかったのです。

いま思うと、よくもまあそんなタイミングで、と思いますが、二人目の子の妊娠がわかったその時に、わたしはその人との離婚を決意しました。これでどんなことがあっても、長男が一人になることはなくなったなどという、わけのわからないことを思ったのです。

わたしという人は、情けないかな、いまも昔もあまちゃんで、おまけにその頃は、お金にも困っていませんでしたから、一円の慰謝料も養育費も請求することなく、ただただ、長男と生まれてくるであろう子供を、まっすぐに育てることしか考えていませんでした。

ところが、決めるまでのそれと決めてからのそれはまったく違いました。結婚式の時とは正反対に、まるでなんの障害もなく不思議なくらいスムーズに、離婚は成立したのです。

この時、わたしは、長らく人の世を眺めてきたであろう桜の木が教えてくれたことに、ようやく気付けたということなのでしょうね。

そしてもうひとつ、一回目の結婚式がキャンセルになり悲劇のヒロインになって塞いでいる時、両親はわたしに「男なんていくらでもいる」と言ったのでした。両親は暗に、別の人にしなさいと言いたかったのかもしれません。

でも、「赤い糸」は一本しかないと真剣に思ってしまっていた当時のわたしは、その言葉に反発してしまったのです。

離婚届という薄っぺらい紙を提出したその時、親の言うことは素直に聞くものだと、母子手帳の父親欄が空白のまま、お腹がどんどん大きくなる妊婦は、心の底から思ったのでした。

「復讐」の舞台

その日は、突然やってきました。

いくつの時だったのか、どんな季節だったのか……。

どうしようもなく曖昧で断片的な記憶なのですが、その反面、彼女がその時発した言葉の一つひとつは、どんなに忘れようとしても、忘れることはできないのです。

彼女は、父が経営している会社に関連したところで手腕を発揮している、笑顔の素敵な明るい女性でした。

きっかけが何だったのかはわかりませんが、彼女は気がつくといつの間にか、子供だったわたしの親戚のお姉ちゃんのような存在としてそこにいました。わたしは、家族や親戚ご近所の人からは「まみちゃん」と呼ばれていたのですが、彼女は「まみちゃん、まみちゃん」とわたしをいつも気にかけてくれて、遊んでくれたり、勉強を教えてくれたりと、本当によく面倒をみてくれました。

兄も姉もいないわたしは、ちょうどひとまわり違う干支が同じ彼女のことを「おねえちゃん」と呼んで心から慕っていたものです。

ある日、そんな彼女がいつものように夕方近くに家にひょっこり現れて、押し黙ったまま、わたしを離れの建物に連れて行ったのです。

子供の頃からずっと大好きな「おねえちゃん」ですから、わたしは何の不思議も感じずついて行きました。

部屋に入り向かい合って座ると、ようやく彼女が口を開きました。

「まみちゃん。わたし、来週北海道に行くの。集団見合いをして、好きでもない人のところへお嫁に行くのよ」

寝耳に水の話にすっかり言葉を失ったわたしに、彼女は臆することなくこう言いました。

「まみちゃん……。実は、あなたのお父さんと十二年付き合ってきたの。あなたのお母さんには勝てたかもしれないけれど、娘のあなたには勝てないのが悔しいの」

耳を疑うような言葉を発したかと思うと、そのまま矢継ぎ早にそれまでの十二年間に父とどんなことをしたのか、どんなところへ行ったのか、果ては、露骨な男と女の話までわたしに話して聞かせたのです。

突然のことに、どういう言葉を発したらいいのかわからず、反論もできず、止めてとも言えず……。わたしは、彼女の口から出てくる、聞いたこともなく想像したこともないようなありとあらゆる言葉を、ただ呆然と聞き続けるしかありませんでした。

それは、悲しいとか、悔しいとか……そんな感情さえも湧いてこない、不思議な時間でした。ただ、彼女が本当に父のことを好きだったことだけは、痛いほどよくわかりました。

父もある意味、彼女を必要としていたのでしょう。

でも、それは、しばらく時間が経って、わたしが少し歳を重ねてからわかったこと……。

彼女は、言いたいだけ父との蜜月の話をわたしに聞かせたあと、「まみちゃん、今からお父さんのオンナのところ、全部連れていってあげるわ」なんていうことを言いだしました。

でも、その時のわたしには、その場から逃げる勇気もなく、彼女のしたいことにそのまま従うしかなかったのです。彼女の一世一代の「復讐」の場面を、台無しにすることなどできなかったのかもしれません。

彼女の車の助手席に乗り、何軒か連れていかれたクラブやラウンジのようなところでは、どこに行っても驚くほど同じ扱いを受けました。

どの店も、ママと思われる人が入り口まで出てきて、彼女の顔を見ると「ごめんね。今日はもう満席なの」と、体良く断られるのです。

それが嘘か本当かはわかりませんが、どの女性も、わたしのことは認識していなくても、彼女のことはしっかりと認識したうえで断っていることが、いくら世間知らずのわたしでも、肌で感じられるほど露骨なものでした。

こうして、成就できたのかどうかはわかりませんが、彼女の「復讐」はようやくここで終わったのでした。

父は、本当に「いい男」だったと思います。

見た目はもちろん、気前が良くて貫禄もあり、笑うと優しい目が印象的で、お酒は一滴も飲まず、ウーロン茶でいつまでも付き合える穏やかで鷹揚《おうよう》な人でした。

家族にもとても優しくて、可愛がられることはあっても叱られた記憶はなく、両親の夫婦喧嘩も一度も見たことがないので、ずいぶん大きくなるまで声を荒げる男性も知りませんでした。

そんな、わたしにとっては、世界で一番すばらしい男性である父が、一夜にして世界で一番汚らしい穢らわしいオトコだと思わずにはいられない存在になったのです。

数日後、あまりのショックにふさぎこむわたし気づいた母が、「なにかあったの?」と、問いただしてきました。

この歳になってもなかなか「女優」になれないわたしが、その時にかぎって女優になれるはずもありません。とっさに気の利いた嘘も思い浮かばず、わたしはわたしの身に起こったことを、よりにもよって一番話してはいけない人に、正直に話してしまったのです。

母は、「すべて知っていた」と言いました。

「自分一人が我慢をすれば、あなたたち三人の娘はいやな思いをすることなく素直に育ってくれると思ったし、それがわたしの喜びだった」と……。

そんな慎ましい喜びを最悪のかたちで奪われ、あふれた母の怒りの矛先は、彼女ではなく、意外にも父に向かっていきました。

それまで、こんな理想的な家庭はないと思えるほど幸せな家庭を作ってきた母にとって、堪え難い事態になったのです。

わたしが喋りさえしなければ……と思いました。

生まれてこのかた感じたことのない険悪なムードを生み出したのはわたしで、これまでの母の努力を無駄にしてしまったのもわたしで、自慢の家族が台無しになってしまったのはすべてわたしのせいなんだと、どれだけ自分を責めたかわかりません。

ところが、どれだけ責めても、事態は好転しないのです。

責めても責めてもどうにもならないことがわかったわたしが、唯一、絶対に守ろうと思ったのは、せめて妹たちにだけは、このことは知らせずにおこうということでした。

それから数カ月、母は悩みに悩み、考えに考えたすえ、家を出ることを決意しました。わたしは、もちろん一緒に出ると言いました。

父の父親、わたしにとっての祖父は、母が嫁に来る前に他界していましたが、父の母親、わたしにとっての祖母は、わたしたちとずっと同居していました。母は意を決して、彼女にとっては姑であるわたしの祖母に、そのことを伝えに行きました。

そんなに長い時間ではなかったと思うのですが、複雑な表情で戻ってきた母に、「おばあちゃん、なんて?」と、おそるおそる聞くと「おばあさん、「わしも連れてっておくれ」だって。わたしは、あの人を見送ってからじゃないとこの家を出られないみたいね……」と、言うのです。

二人して泣くにも泣けず、もう笑うしかありません。とにかくこうして、母もわたしも近藤の家から出ることはかなわないという結末とあいなったのでありました。

すこしばかり後日談をお話しさせてください。

この後、わたしが本当の真っ暗闇の中に身を置くことになった時、どこからかそれを聞きつけて、わたしの携帯にいち早く電話をかけてきてくれたのはその北海道に嫁に行った彼女でした。

誰よりも真っ先に、心から心配してくれたのはこの人だったのです。

潮が引くように去っていく多くの人たちの中にあって、誰を信頼していいのかわからなくなっている時の、それは、一点の曇りもない本心からの彼女の声でした。

でも、その時のわたしには、この声を気持ちよく受け入れるだけの度量はありませんでした。

「大丈夫、ありがとう」と、返事だけはしたものの、「あなたの世話になんか死んでもならない！　あなたのせいでこんなことになったのに、いまさら何を言っているの？」と、心の中で叫んでいました。

あれから二十年以上がたったいま、もう還暦を過ぎているはずの彼女は、元気で暮らしているのでしょうか。

不思議なものです。

あれほど憎み、何があっても許せないと思っていた人なのに、久しぶりに会って「ありがとう」と、そして夜通し語り合いたいような気さえします。

いま、こうして過去を振り返ってみた時、なぜだか心からそう思うのです。

絡まり合ってしまっていたすべての糸が、ようやくほどけたのかもしれません。

底辺探しと運命の出逢い

さて、話を戻しましょう。

離婚に至るまでの道のりは驚くほどスムーズに進み、その頃はまだ両親も健在でしたから、環境的にはわたしにも子供たちにもほとんど変化はありませんでした。

ただ、そうは言っても二人の男の子を抱えてシングルマザーになったことに変わりはなく、いますぐは困らないにしても、いつまでも両親の庇護の元に居られるはずもないし、決してそれを望んでいるわけでもありません……。

じゃあ、これからどうすればいいのかと考えていたとき、わたしの心に「ふと」ある思いがよぎりました。

これまでのわたしの人生は、恵まれすぎていた。

両親からあふれんばかりの愛情を受け、すばらしい教育をほどこしていただき、「神宮」という特別な場所にまで身を置かせてもらった。わたしは、単に世間知らずなだけではなく、世の中の上澄みの美しいところしか見てこなかったのではないか……。

こんなままではいけない。わたしは世の中の「底辺」をきちんと見てみる必要がある！

二十代半ばのわたしが、なぜそんなことを「ふと」思ったのかはわかりませんが、このときの感覚は、いまもはっきりと思い出せます。

でも、この「ふと」なわりにはずいぶん強烈な思いが、その先のわたしの人生を大きく左右してしまうことになろうとは、このときには夢にも思いませんでした。

とにかく、この思いのとおりに、わたしは「底辺」探しを始めました。わたしが考え付いた「底辺」は、いまとなっては本当にお恥ずかしいのですが、「ゴミ収集車」か「葬儀屋さん」でした。

その頃のわたしは、本来は尊いものである人が嫌がるような仕事を、底辺だと勘違いしていたのです。

そして、たまたまあった折り込みチラシで葬儀屋さんの求人募集を見つけると、いつもは自分でもあきれるほどのんびりしているというのに、驚くほど素早く、すぐにそこへ電話をしたのです。

それにしても、もしもこの時、葬儀屋さんではなくて、ゴミ収集車の募集が目についていたら、きっとわたしの人生はまったく別のものになっていたことでしょうね。

おそるおそる、初めて葬儀屋さんという場所に足を踏み入れ、面接を受けて、それがなぜか見事に合格し、わたしは晴れて、「底辺」だと思い込んでいるその入り口に、あっという間に立ててしまったわけです。

ちなみに、この時のわたしはよほど、「底辺」にこだわり抜きたかったとみえて、それだけでは満足できずに、葬儀屋さんでアルバイトをしながら、早朝四時から「牛乳配達」まではじめてしまいました。

そして、その葬儀屋さんで、出逢ってしまったのです。

仕事は抜群にできて、どんな大きなお葬式でも一人でこなしてしまうような、そんな頭の良さなのに、なぜか「おはようございます」と、挨拶しても、チラッと一瞥するだけで、決して言葉を返してこない、とても感じの悪い白髪のおじさんに……。

わたしは、彼のことを父と同じくらいの五十代後半か六十歳くらいだろうと想像していたのですが、ある日の会話でわずか十歳違いの三十代だとわかり、本当に驚きました。

こんな時にもわたしはやっぱり女優になれることはなく、そのままその驚きが顔に出ていたようで、「もっとジジイに見えたんやろ?」と鋭いことを言うおじさんに、ハイともイイエとも言えず、気まずい雰囲気になったのでした。

ところが、怖いもの見たさでしょうか？

わたしはそんなおじさんのことがやけに気になって、彼の一挙手一投足に注目するようになりました。

少しずつ会話が成立するようになり、時おりやたらと優しい顔も見せてくれるようになり、やがて、明らかに距離が縮まっていくのを感じるほどになったのです。

そうこうしているうちに、ついにある日、わたしは彼のマンションへ行くことになりました。

一人にしては大きすぎるリビングにはテレビとコタツだけ。彼は部屋に入ると、客人のことなどまったくお構いなしに、台拭きを絞ってテレビの上やコタツの天板、さらにはキッチンの流しやレンジの上など、平面という平面をすべて拭きあげます。これで終わりか思いきや、続いてモップを出してきて床にモップをかけたかと思ったら、今度は掃除機をかけるのです。

リビング以外の部屋は、クローゼットルームと寝室らしいのですが、どの部屋もきれいに整っていてムダなものがまったくありません。

この様子を少し不思議に思ったわたしは、どうしてこんなに物もなくて、きれいにしているのか、思い切って彼に聞いてみました。

すると、「いつ死ぬかわからんのやで。死んだ時に、誰に見られても恥ずかしくないようにしといたらええやろ」という、思いがけない返事が返ってきたのでした。

身近な人の「死」に直面したこともなく、自分の「死」はもちろん、親のそれさえも考えたことのない二十代のわたしにとって、この言葉はとても印象に残る、そして何かを考えさせられる忘れられない言葉となりました。

ただ、それでいて、それから一年も経たないうちに、それを思い知らされる出来事に見舞われるなどとはこれっぽっちも思っていないわたしは、まだ三十代だというのに常にそんなことを思って生活しているなんて、さすが葬儀屋さんは見ているところが違うんだなあと、まだまだ人ごとのように受け止めていたのです。

こうして、身近な存在となった白髪のおじさんなのですが、だからといって間違っても息子たちのパパになってくれるような人種ではありません。

独身貴族を謳歌している、生活感のまったくないおじさんは、常にマイペースで、誰かに合わせるなんていうことは一切なく、自分の世界をしっかりと生きている人だったのです。

ですから、その部分は、まったく期待できないし、する必要もない……。わたしと会うことはあっても、子供たちに会わせることなんて考えてもいませんでした。

そう、あの時までは、まったく考えてもいなかったのです。

「がんばれるか？」

離婚後に生まれた次男が、風邪のような症状になり近くの小児科を受診したのは、一歳半を迎える初夏の頃のことでした。

診断は予想どおり、風邪とのこと。そこで、お薬をもらって指示どおりに飲ませるのですが、そのお薬がなくなっても一向に良くなる気配がありません。

長引く風邪だなあと思いながら、また同じ小児科へ行き、そこでいただいたお薬がなくなっても、微熱は引かず、咳をしています。

こうして三回目のお薬がなくなる頃、心なしか呼吸の仕方が違うような気がしてきました。

赤ちゃんは、えてして呼吸の仕方が特徴的ではありますが、三歳違いの長男の、その月齢の時のことを思い出せません。なにより、お医者さんが風邪だと言うわけですから、なにかを疑う余地もないだろうと思いつつ、どうしても気になり、いつもの小児科とは違う病院へ連れて行くことにしました。念のため、レントゲンを撮ってもらおうと思ったのです。

初めて言葉を交わすその誠実そうなお医者さんは、わたしにとても気を遣いながら、きっと言葉も選びながら、「紹介状を書くので大きな病院に行ってください」とおっしゃいました。どうして？　というためらいは隠せませんでしたが、何か急かされているような気がして、とにかく車を走らせました。

「肺が片方機能していません」

そのまま、市内で最も大きな総合病院に受診すると、「今夜ひと晩ここで泊まって、明日そのまま大学病院に行ってください」と、思いもよらぬことを言われます。

大学病院？　ここでも無理だということ？

どうしたらいいかわからず、心の中は不安なのか何なのかわからない何かがごちゃ混ぜになってしまっていました。そして、そんなあたふたするばかりのわたしが、とっさに連絡したのは、何があっても動じないあの白髪のおじさんだったのです。

おじさんは、仕事を終わらせると、その足でその病院に来てくれました。この時の彼は、わたしがそれまで見ていた彼ではありませんでした。

明日、大学病院に行かなければならないと伝えると、休みを取って送ってくれると言ってくれます。頭が混乱しているわたしは、自分で車を運転して大学病院まで行く自信もなく、送ってもらえるという言葉に本当にホッとしました。

そして偶然にも、彼はその大学病院の小児科の教授と面識があるとのことで、その教授がどれだけ信頼できる人物かをわたしに教えてくれました。

翌日、一度も足を踏み入れたことのない、大学病院などという仰々しい建物に足を踏み入れました。

でも、まだこの時は、その日のうちに家に帰れると思っていたのです。

ずいぶん長い時間待って、その、信頼できる教授の診察を受けます。

温厚そうな風貌の教授は、ひとことふたこと、親であるわたしへの質問をしただけで、まだ歩き始めて半年くらいの小さな身体を、黙ってあっちに向けたりこっちに向けたりしています。

何か言ってくれたらいいのに、黙ったままです。

ほどなく、今度は向かい合わせに座り、息子に向かって教授が聞くのです。

「がんばれるか？」

親のわたしは、その言葉だけでは何をどう理解したらいいのかわからず、でも、どういう意味なのかを聞くのはもっと怖い気がしたので、教授の次の言葉を待つしかありませんでした。

結局教授は、どれだけの言葉も語らず、ただ、息子の顔を優しい笑顔でまっすぐに見ながら「がんばれるか？」と繰り返すだけだったのでした。

その直後、主治医だという若い先生に呼ばれた時も、現状の理解などできているはずもないわたしでした。

初めて耳にする「悪性リンパ腫」という単語と、「ステージ3」という単語だけは聞こえましたが、それが何を意味する単語なのか、その時のわたしにはまだわかっていなかったのです。

それでも、ただならぬ雰囲気で、その大きな瞳を片時もそらすことなく言葉をこちらに向ける、その若い医師の真剣な表情から、ことの重大さを感じることは十分にできましたし、いつの間にかわたしの目からは涙がポロポロとこぼれ落ちていました。

そして、隣を見ると、驚くことにクールなはずの白髪のおじさんまでもが、涙ぐんでいるのです。

そして、それを目の当たりにして、わたしがいかに非力であるのか……が、はっきりとわかったように思います。

「抗がん剤」という単語を聞いたときに、ようやく、我が子の身になにが起こっているのか、

テレビの中の世界の話だと思っていることが、いま目の前で、しかも他でもない我が身に起こっているのです。

でも、わたしはと言えば、まったく頭も働かず、なんの決断もできず、ただ揺れ動く気持ちをどうやって落ち着かせたらいいのか……いえ、もしかすると、それさえも考えられてはいなかったかもしれません。

ゴールの見えない息子との旅

その日から、ゴールのまったく見えない息子と二人の旅が始まりました。

白血病とガンの子供しかいないその病棟は、そんな重大な病名であるにもかかわらず、ほとんどが六人部屋です。

唯一ある個室は「無菌室」という部屋で、そこに入って、その後元気に病棟に戻ってきた子を、わたしは思い出すことができません。

そんな個室なのです。

一歳半と言えば、言葉も少しずつ覚える頃。

女の子ほどおませではありませんが、それでもようやくわずかな会話が成り立つかどうかというそんな頃です。

そんな息子が最初に話せるようになった言葉が「てんてき」だなんて……、その単語を自慢げに話す息子をどんなに不憫に感じたかしれません。

どこが痛いのか、どこが気持ち悪いのかを、まだ言葉でしっかりと表現することのできない彼にとっては、不機嫌になることだけが唯一の抵抗であり、わかってほしいことだったのだと思います。

それでも、毎日嫌がるお薬を飲ませ、親は絶対に入れてもらえないという部屋で、泣き声だけが廊下まで響き渡るような検査を受けます。手も足も、もう点滴を入れるところがないからと、最後には小さな胸に穴を開けるのです。

そうすることしかできませんでした。

髪の毛は抜け落ち、別人かと思うほど顔が浮腫んで、すっかり笑わなくなった息子を見ながら、一人欠け、二人欠け……していく病棟で、その頃のわたしは何かをポジティブに考えるなんていうことも知らず、祈るなんていうことも知らず、毎日毎日、黄色い点滴液が規則正しく落ちていき、その量が少しずつ減っていく……、その様子ばかりを、ただただぼんやりと眺めていました。

ある日の真夜中、同じ病室で仲良くしていた男の子のところに、看護師さんが数人慌ただしく出入りしたかと思ったら、日が昇り、明るくなった病室にもうその男の子の姿はありませんでした。

同じ病室の中でみんなで寝ているのですから、なにが起こったのかは一目瞭然です。おめでたい退院ではないそのお別れは突然やってきて、昨日の昼間まで一緒に遊んでいた息子のお友達も、仲良く話していたお母さんも、お別れの挨拶はおろか、音もなくその部屋から姿を消すのです。

その時、それ以外の五人の母親たちは、誰もが目を覚ましたはずです。

でも、静かに見送るしかすべがないのです。かける言葉なんて、見つかるはずもありません。

そして、そんな時には、必ずと言っていいほど、次はうちの子の番かもしれない……と、思わなくてもいいことが頭をよぎります。

両親しか入れないその病棟には、土日になると、お父さんが交代で泊まりにきます。お母さんを休ませてあげるためでしょう。

ああ、でもわたしには、代わってくれる人はいませんでした。それどころか、この言葉では表現できないような想いを共有できる人もいないのです。

子供の前では決して見せることのない涙を流せる場所もありません。

そう、休みの度に、機関車トーマスかドラゴンボールのオモチャを買って、お見舞いに来てくれる白髪のおじさんだけが、泣き言を言える唯一の相手だったのかもしれません。

嬉しいはずの日の出来事

右も左もわからなかった大学病院での生活も、一年半ほど続くと「日常」になってしまうから不思議なものです。

そんな日常の中で、抜け落ちてまだらになった髪の毛と、パンパンに腫れ上がった顔で、ドラゴンボールの孫悟空のマネをするのにハマっている、そんな息子がそれでも無事に迎えられた三歳の誕生日、その嬉しいはずの日の出来事です。

お昼過ぎに一番下の妹が、バースデーケーキを持って病院に来てくれました。

息子は、外部の人と接触してはいけないので、わたしがケーキを受け取るだけの簡単な面会です。

夕食は息子の残した病院食をわたしが食べて、それで済ませた気になるのが常でしたから、そんな簡単な夕食を済ませて、妹の持って来てくれたケーキをお部屋のみんなで食べようかという、ちょうどその時でした。

「近藤さん、お電話ですよ」と、ナースセンターからコールがあったのです。そんなに不思議を感じることもなくナースセンターに向かい、差し出された電話の受話器を持つと、電話の相手は珍しくすぐ下の妹でした。

あら珍しい……なんだろう？　と、思う間もなく、妹は大きく息を呑んだかと思うと、すすり泣くような気配さえ感じます。

そして、「どうしたん？」というわたしの問いに、一言だけ絞り出したのです。

「おとうさんが……亡くなった」

一瞬耳を疑い、悪い冗談はやめてよ！　と思ったのですが、そのあとは堰を切ったような嗚咽が続くばかり。嘘だと思いたくても、もう手遅れな現実が、受話器の向こうに存在しているのは覆しようのない事実のようでした。

そのあと、何をどうしたのか、とにかくその日は眠れない夜を過ごし、翌日、事情を察して任せておきなさいと言ってくれる看護師さんたちに無理をお願いして、わたしは久しぶりに自宅に戻りました。


前夜、お隣の……といっても500m以上離れたおうちのおじいちゃんが亡くなり、お通夜が営まれていたらしいのです。

田舎には、「組」と呼ばれる自治会が存在し、その地区にお葬式があると、その組の人たちにお世話になるのですが、お隣のおじいちゃんのお通夜の席で「今日は近藤さんが導師をしてもらえないか？」と頼まれたそうです。

お経を読むのが得意な父は、きっと躊躇することなく承諾し、その席に着いたであろうと思われます。

お仏壇の前に、父が一人。

その背後に、お通夜に参列した人たちが何十人も座っている状態です。

宗派が違えばお経はわからないし、宗派が同じでも、大半の人はお経を読みなれていませんから、経本を見ながら一生懸命ついていくしかありません。

そんな、多くの人が経本を見ながらのお経が響くなか、父はお経を読みながら、仏様の前でそのまま息を引き取ったのだそうです。


異変に気付いた前列の人たち以外の、背後から鳴り響くお経の渦の中で。

満六十歳。享年六十一歳、なんという幸せな死に方だろうと思います。

お寺のご住職でさえ「僕たちは毎日お経を読んでいますが、それでもこんな死に方はまずできません」と、半ば羨ましそうにおっしゃる始末でした。

こうして、我が家では、父の命日と息子のお誕生日が毎年同じ日にやってくるという事実が、こんな形でできてしまったのでした。

摩訶不思議な生活

父の死の電話を受けたわたしは、すぐさま白髪のおじさんに泣きながら電話をしました。

だって、彼は葬儀屋さんなのですから……。

実はその時すでに、わたしのことはそっちのけで、父とおじさんを引き合わせるという段取りが進行していました。

どれだけお見合いを勧めても、気乗りのしない返事を繰り返す娘に業を煮やした父は、人伝に聞くこの白髪のおじさんのことが気になり、病院から出ることのできないわたし抜きの二人だけで、この三日後に会うことになっていたのです。

ところが、その日を待たずにこんなことになってしまい、予定よりわずかに三日早く、初めて対面する白髪のおじさんと父は、駆けつけた葬儀屋さんと皮膚の冷たさを感じる物言わぬ肉体のみとなった父だったというわけです。

わたしは、お通夜の夜から告別式の終わるまでだけその席にいて、骨を拾うこともなく、そのまま息子の待つ冷たい鉄パイプのベッドにとんぼ返りしました。

病院に戻れば、その場所での「日常」が容赦なく待っています。いま思えば、お葬式という儀式の場にだけ居たわたしには、父のそれよりも、目の前にいる息子の生命を支えることのほうが最優先課題だったのかもしれません。

わたしは悲しむことも忘れて、淡々と病院での時間を過ごしていました。

そんなわたしの様子を知ってのことか、白髪のおじさんは葬儀屋さんという枠を超えて、そのあとも毎日わたしの家に通い、途方に暮れている母の相談相手になってくれていたようです。

そして数日後、そんなおじさんから電話がありました。

「借金が13億、資産が14億。いまわかってるだけでそれだけなんや」

「え? なんのこと?」

良い悪いの判断抜きで正直に申し上げるのですが、我が家の家族は、誰ひとり父の会社の経営の状況も、我が家の経済的な状況も、まったくなにも知らなかったのです。

もちろん、母も例外ではありません。

のちに、この数字は「20」だったと聞かされるわけですが、「13」でも「20」でも、わたしの想像の範疇をはるかに超えている金額であることに変わりはなく、それゆえさっぱり現実味を帯びない話なのです。

いずれにしても、病院にいるわたしには何をどうすることもできず、その知恵もなければ判断能力もなく、自分に降りかかった現実を、まるで人ごとのように受話器を通して耳だけが聞いていた……そんな瞬間でした。

結果的に、彼は、わたしと籍を入れることを選択しました。

わたしも相当な「モノズキ」だと思いますが、彼はそのうえをいく「モノズキ」だったようです。

赤の他人が作った借金20億と、他の人の子供を二人、そのうちの一人はゴールのわからない入院生活を強いられている状況です。

さらに、まだその頃、母はもちろんのこと亡くなった父の母親である祖母と、これから成人式を迎えるという一番下の妹も一緒に生活をしていたのですから、わたし以外の付属物、いくらなんでも多すぎでしょう。

何より、ほかのことはともかく、そんな恐ろしい金額の借金があるとわかった時点で、わたしとの関係を解消されてもおかしくないというか、解消するのが普通だと思うのですが、白髪のおじさんという人は、それもすべてわかったうえでわざわざ火の中に飛び込んでくるという、そんな「超」がつくほどのモノズキだったようです。

家長が突然いなくなり、おんな子どもだけになってしまったこの家に、救世主のように現れたこの白髪のおじさんの、このあと三年近くに及ぶ戦いの日々は、わたしには想像もできない過酷なものだったに違いありません。

ただ、ありがたいことに彼は、それを過酷だとも思わない飄々としたところと、何ものにも動じることのない、良い意味でのふてぶてしさを兼ね備えていたのです。

こうして籍を入れはしたものの、わたしは病院、彼はわたしの実家という、摩訶不思議な生活がしばらく続きます。

あとでわかった笑い話なのですが、実年齢よりも二十歳ほど歳上に見える彼が、いきなり父のいなくなった家に入り込んだものですから、夫に急死されたまだまだ五十代前半の妻に、「新しいオトコがきた？」などという大きな勘違いをされるほど、母と彼は気が合ったようです。

その様子に、前回の結婚で「親の言うことは聞くものだ」と肝に命じていたわたしは、母が心から信頼している白髪のおじさんとの結婚は、間違いないことだと思ったものでした。

この時は、本気でそう思っていたのです……。

第二章

出会いの前夜

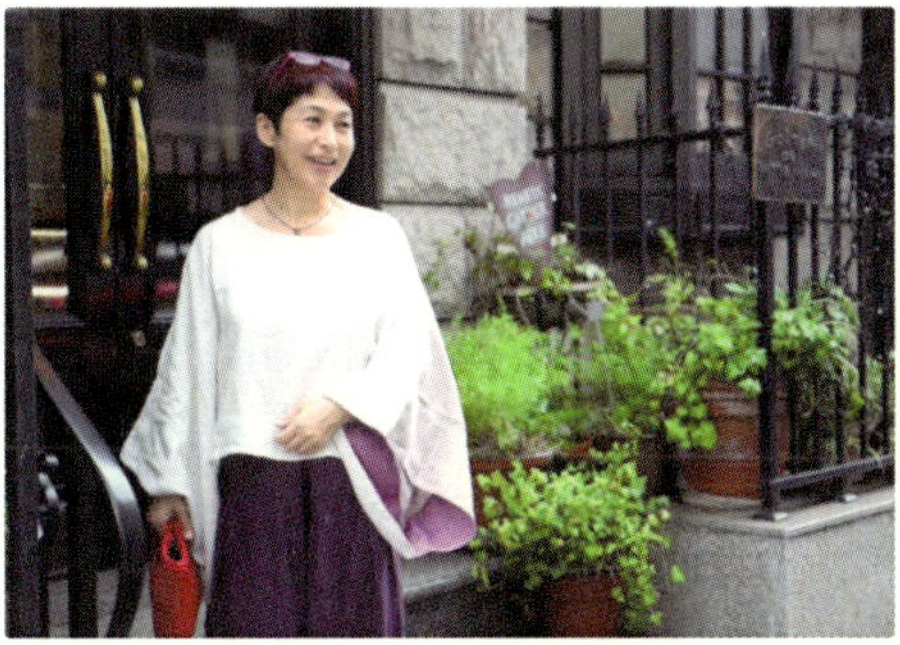

見ることのなかった手帳

彼は本当に、よく頑張ってくれたと思います。

まったく異業種の、それも考えられないような金額の借金のある会社の、いきなり社長に収まって、言うなれば、まったく縁もゆかりもないわたしの父の放蕩ぶりの尻ぬぐいをしてくれることになったのです。

彼にこの時の心情を聞いたことはありませんし、たとえ聞いても答えはしないでしょう。でも、彼がこの時、わたしたち親子を守るためにしてくれた様々なことや、表には決して出さないその深い思いやりの気持ちには、二十年以上経った今でも変わることなく心から感謝しています。

会社の内情を見て、ワンマン経営をしてきた父の「ほころび」の部分がすぐにわかった彼は、多くの決断をし、それを実行に移していきました。

嫌われ役を自ら買って出てくれたのです。

その頃、息子はと言えば一気に病状が悪くなり、大学病院から隔離病棟のある医療機関に移されます。

酸素テントの中にいる、小さな、そして弱々しい命を横目に、わたしはあいも変わらずなんの役にも立たない自分を責め、神様は、わたしから大切な命を一度にふたつも取り上げようとしていらっしゃるのかと、悔しさともどかしさでどうしようもないような思いでいました。

洗濯物を干すために、なんともうら寂しいその医療機関の屋上にいる時だけが、唯一、涙を流しても許される時間でした。

「希望」などという薄っぺらな言葉など、口にすることはおろか思いつくことすらありませんでした。

明るい未来が思い浮かべられるはずもなく、息子が最期を迎えるのが、こんなに湿っぽい暗い場所になることだけは耐えきれない……、そんな思いまで持っていました。


ところが、です。


何がきっかけだったのか、はたまた、どのお薬が効いたのか……。そんな、まさに生死をさまよっていた息子が、突如として奇跡のV字回復を見せたのです！

晴れて退院の運びとなり、少しずつですが笑えるようになったのは、この古くて暗い隔離病棟へきて一カ月が過ぎた頃でした。

そして、ようやく本当に久しぶりに我が家に帰ってみると、すっかり仲良しの母と新米の夫という不思議な構図ができあがっていて、妻のわたしは後発でそこに仲間に入れてもらうという、少し……、いえ、かなりイレギュラーな新婚生活が始まったのです。

夫となった白髪のおじさんは、元来多くを語らない人であるうえに、わたしに話してもラチがあかないのはよくよくわかっていたとみえて、わたしに仕事の話、特にお金の話をしてくることはまったくありませんでした。

それでも、ワンマン社長の急死は少なからず色々なところに影響したようで、やがてわたしもそれを肌で感じるようになります。

同業者、取引先、果ては地域の人や親戚まで、いったいどれほど多くの人たちの、平気で「手のひら」を返す姿に遭遇したことでしょう。

驚いたのは、父からお金を借りている人や、なんらかの恩を感じているはずの人の多くが、死人に口なし、とばかりに知らん顔を決めこんだことです。わたしはこの時初めて、「人間不信」というものを実感しました。

そんな折に、几帳面だったらしい父の遺品の中から十数年分の手帳が見つかりました。

でも、そこに記されていたことを、母とわたしが見ることはありませんでした。新米夫にこう言われ、わたしも母も、素直にその言葉に従ったのです。

「お前たちはこの手帳を死ぬまで見てはいけない。気が狂うといけないから……」

とにかく面倒見がよくて、絵に描いたような親分気質だった父は、人に頼まれるとその度ごとにお金を用立てていたのではないかと思われます。もちろん、たくさんの女性にもお金を使ってたいたことでしょう。

新米夫は、手帳に記してある人たちに顔を合わせる機会があっても、そのことに関してただのひと言も口に出すことはしませんでした。

わたしなら、嫌味のひとつも言いたくなったでしょうし、「父が用立てたお金を返して！」と、言ってしまったかもしれません。

母やわたしにそんなことをさせないためだったのか、真意のほどはわかりませんが、彼がそこに記してある内容を一人でお墓まで持っていくつもりなんだということぐらいは、さすがのわたしにも見当がつきました。

そしていつの間にか、その手帳は、この世に存在しなくなっていました。

かくして、小さい頃から野菜しか食べない祖母の影響で、食事はレンコンや里芋の煮物といった質素なおかずのオンパレード、家族旅行もまともに行ったことがなく、決して贅沢な生活をしたこともない、公共工事95％のこの会社がいったいなぜそんな金額の借金を作り出したのかは、いまもって謎のままです。

この時本当はいろいろな選択肢があったということをわたしが知ったのは、ずいぶん時間が経ってからのことでした。

なにせ、世間を知らなすぎる当時のわたしと言えば、目の前に起こっていることさえきちんと把握できないありさまで、そんな状況では的確な判断などというものができるはずもなかったのです。

たった一度の弱音

父が亡くなり、白髪のおじさんと籍を入れてから一年半後、待望の女の子を授かりました。そして、その二年後の平成十年、末っ子となる男の子を授かったこの年は、わずかに平安を感じていたそれまでの二年間とはまったく異質な、我が家にとってまさに激動の一年となっていきます。

白髪のおじさんの孤軍奮闘は半端なものではなく、二年半ほどの間に、20億あった負債は、10億近くまで減っていました。

ところが、ここにきて、売るものが何もなくなってしまったのです。

バブルなんて、もう遠いむかしの話です。二足三文にしかならないような土地も売り、骨董品と言われるものもすべて売り、とにかくお金になるものは何でもお金にして返済に充ててきました。

ところが、もう何もない……、とうとう万策尽きたという状況です。

春になりわたしのお腹はどんどん大きくなっていきます。

なんとなく、彼が眠れない日々を過ごしているのは感じていましたが、彼はわたしには相変わらず何も言いません。

会社でどんなことがあったとしても、一歩家に入ると切羽詰まった様子などみじんも見せずに、まだ小さい、でもおしゃまな娘の様子を見てニコニコしているだけなのです。

五月半ば、陣痛が来て産院へ向かいました。

夫は立会い出産を望むタイプでもなければ、廊下でウロウロ待っているタイプでもありません。それでも、元気な男の子が産まれてきてくれて胸をなでおろした、その翌日の夜です。

産院に入院しているわたしに、彼から電話が入りました。

受話器の向こうは少しいつもと様子が違うような気配です。なんだろう……と思う間もなく、彼が切り出しました。

「明日、不渡りが出る」

彼が会社を引き継いでから、わたしも経理の仕事を手伝っていたので、状況はわかっていたつもりでした。

でも、どこかで過信していたのでしょうね。日々、本当に綱渡りのように、何百万円、多いときには数千万円の手形や小切手の決済をしているうちに、ここまで綱渡りできてきたのだから、これからもこのままなんとかやっていけるのではないかと、うっすらとした期待のようなものを持っていたのだと思います。

そんな覚悟のないところへの、しかも出産直後の不意の一撃の一言に、すっかり混乱してしまったわたしは、どう答えればいいのかわからず、ただ「わかった、ありがとう」と言うのが精一杯でした。

産院を退院して家に戻ると、やはりそれまでの雰囲気とは何かが違います。

一度出してしまった不渡りは、どうやったって覆すことはできません。

夫の顔色も心なしか違う気がしますし、漂うピリピリムードは、感じようとしなくても感じてしまいます。

ところが、ありがたいことに、わたしは家の中で、生まれてきた小さな命にかかりきりにさせてもらえました。

こんな状況ですから、当時の夫は会社の中ばかりではなく、四六時中様々なことを思案し、算段し、イライラする時間しかなかったのではないかと思います。でも、本当に不思議なことに、こんな状態に陥ってもなお、夫が家族の前でそんなそぶりを見せることは一切ありませんでした。

もしもわたしが逆の立場なら、「どうして俺が、お前の親の作った莫大な借金のせいでこんな思いをしないといけないんだ！」と、嫁に八つ当たりしたりイヤミを言うくらいのことはしたかもしれません。

でも、そんなことは本当に一度もなく、わたしは産後の不安定な時期も、なんの支障もなく過ごさせてもらったのです。

ただ、そんな中、彼が一度だけ弱音を吐いたことがあります。

一回目の不渡りが出てから一カ月ほど経った頃でしょうか。

夜遅くに、やけに真面目な顔で「どうする？ 俺もさ、もう、ちょっとしんどいわ」とつぶやいた彼に、わたしはすぐさま返事を返すことができませんでした。

その先にある「倒産」という二文字に、得体の知れない恐怖だけを持っていたわたしは、しばらくの沈黙ののち、生後一カ月の男の子におっぱいを飲ませながらこう言いました。

「なんとかなるなら、してほしい……」

これまで生きてきて、この言葉ほど後悔している言葉はありません。

乳飲み子を抱えて「倒産」という憂き目に遭うことへの恐怖が、こんな言葉を出させてしまったのですが、それでも、この言葉はこのあと、彼をもっと苦しめることになってしまいます。

あのとき、「もういいのよ。本当によくやってくださってありがとう」と、どうして言えなかったのか……。

二十年近く経ったいまでも、あの時の彼の押し黙った様子を思い出すと、心がしくしくと痛みます。

五月に一回目の不渡りが出て、そのあと、二回目が出ることはもうどうやっても防ぐことはできなかったのです。

それなのに、わたしのこの言葉が引き金になり、彼は、またそこから、いま思えば無駄な抵抗にしかならないことをしてくれました。そして結果的に、倒産する日にちは延びたものの負債は増えてしまうという、本当に申し訳ないことになってしまいました。

夫の懸命の努力もむなしく、七月の、ちょうど子供たちが夏休みに入ったその日曜日の翌月曜日に、いよいよその日がやってきます。

そしてわたしたち一家は、夏の暑さなんて感じることもできない……、そんなひと夏を過ごすことになるのです。

本当の「底辺」を見た日

週明けの月曜日には二回目の不渡りが出る……。

それを待つ夏休みに入ったばかりの週末は、本当に生きた心地のしないものでした。テレビや映画の世界で見る「倒産」劇しか知らないのですから、あれと同じことがいまからわたしたちの身に起きるのだと、想像しただけで身がすくみ逃げ出したくなる思いがします。

さりとて、すでに「万事休す」なのですから何をすることもできず、恐怖と不安だけが心の中を占領していくばかりの、そんな土曜日の午後、白髪のおじさんがわたしに言いました。

「俺は逃げるつもりはない。逃げても追いかけて来るだけや。俺一人が事務所にいれば、債権者が来ても対応はできる。お前たちは、怖いようなら一週間くらいビジネスホテルへでも行ってくるか？」

なぜか、この時の言葉は一言一句明確に覚えています。「倒産」イコール「夜逃げ」だと勝手に想像していたわたしは、その意外な言葉にびっくりしました。

自分一人が残るから、ビジネスホテルへ行くか……というその言葉は、本当に頼もしく嬉しかったし、もしそうできるなら子供たちに嫌な思いをさせなくて済むかもしれないと思いました。

ところが、です。

そのビジネスホテルへ行くためのお金さえないのです。

すべてを切り崩し、すべてを返済のために放出してしまっていたのです。本当に、バカがつくほど正直に……。

悲しくなり途方に暮れたものの、ないものはない、どうしようもないのです。それに、お金のあるなしよりも、ここまでやってくれてきた彼に、まだこのうえ一人でそんな思いをさせるわけにはいきません。

「わたしも逃げない」と、心を決めました。

世の中には「計画倒産」なるものがあることを、その時のわたしは知りませんでした。いま思えば、夫はきっと知っていたのでしょうが、それでも決して、それを選択はしなかったのです。

土曜日も日曜日も、何事もなかったかのように陽は沈み、また陽は昇り……、そしていつもと変わらない朝がきます。

この日ほど、朝が来るのが怖い、できることなら来ないでほしいと思ったことはなかったでしょう。

いよいよ月曜日、夫は朝出たきり、夜遅くまで帰って来なかったと思います。

銀行が閉まる午後三時までは、表面上何ごともなく過ぎていくのですが、三時が過ぎればそうはいきません。

三時を過ぎたあと、どんなことが起こったのかをわたしは知りません。ただ、翌朝届いた新聞に【近藤】【10億】【倒産】などという文字が踊っていたことが、わたしにも逃げようのない現実を知らせてくれました。

そして、この後……。

夫は、自らの言葉通りに一人で会社に行き、どんな人が来てもそこで対応しようと、いつも通りの時間に家を出ていきました。

わたしは、ちょうど夏休みに入ったこともあり、子供たちを学校へ送り出すこともなく、いつもと変わらない風景でその日の朝が始まりました。

我が家は大きな道路から一本中に入ったところにあって、家の前の道路は一日に数台しか車が通らないのが普通なのです。

ところが、決して広くもないその道路を、朝からどれほど多くの車が行き来したことでしょう。それも、スピードを落としてゆっくりと……。

みんな、こうやって人の不幸を見に来るのか……。

好奇の目というのは、こんなに露骨で、こんなにもいやらしいものなのか……。

わたしは、その日から外へ出るのが怖くなりました。

夫が帰ってきて言うには、重機置き場にあった重機はすべていつのまにかなくなっていたそうです。

他にも様々なことがあったに違いありませんが、夫が会社にいてくれたことで、彼の言葉通り、わたしや子供たちに大過は及びませんでした。

ただ、たった一人だけ、会社ではなくおんな子どもだけのこの場所に来た方がありました。

下請け業者さんだったその方は、鮎釣がお上手らしく、毎年解禁になるといの一番に新鮮な鮎を届けてくださり、炭をおこして贅沢なバーベキューをさせていただいていました。

玄関を開けるなり、当たり前ですが鬼のような怖い形相で、なんと靴を履いたまま家の中に入って来られました。

そしてひと言「金目の物をもらって行く！」とこちらを睨みつけ、そのまま座敷や離れの方に向かって行きました。土や泥のついたその靴のままで……。

内心では「探してももう何もありません。ごめんなさい」と思いましたが、それを声に出すことは怖くてとてもできませんでした。

ひたすら黙って、あちこちの部屋に土や泥が落ちるのを待ち、玄関まで戻って来られたその人に、床に頭を擦りつけてただただ詫びることしかできませんでした。

「申し訳ありません」と、絞り出すような思いで、その一言を音にするのが精一杯でした。

その方は、お金にならないからと骨董屋さんでさえ持って行かなかった大きな壺を抱えて、なにか捨て台詞を吐きながら出て行かれました。

でも、わたしにはもう、何も聞こえてはいませんでした。

まだ湿った泥や土がついたままの玄関や廊下や畳が、わたしに惨めな現実を見せつけてくれていました。

人さまに、土足で家の中に上がられるようなことを、わたしはしてしまったんだ……、そう思いました。

その日のことで覚えているのは、たったそれだけです。

ただ間違いないのは、世間知らずだったわたしが、本当の「底辺」を見させてもらった……、そんな一日だったということです。

能天気さと無条件の愛と

土足のまま家に上がってきて、土足のまま帰って行ったその人の後ろ姿を呆然と眺めながら、わたしは得体の知れない真っ暗なトンネルの前に立っているような気がしていました。

いいえ、もしかすると、すでにそのなかに一歩足を踏み入れてしまったという感覚だったかもしれません。

でも、たとえ真っ暗であったとしても、足を進めていかなければ決して出口にはたどり着けない、だからわたしは歩くしかありませんでした。

「逃げない」ということは、何があろうともそれに向き合うことに手を抜くことはできないということです。

人さまにご迷惑をかけてしまったというどうしようもない現実から逃げることなく、真摯にそのことに向き合って対処していかなければならないのです。


本当のことを言えば、関係者の人たちはともかく世間は……といっても、三重の田舎の小さな街の人々は、新聞にまで出たこの地元企業の倒産劇に一時的な興味は持ったかもしれませんが、きっとすぐにむかしのこと、他人事となっていったと思うのです。


ところが、おもしろいものですね。

当事者のわたしのほうは、ずっと好奇の目で見られているような気がして、人前はおろか家から外に一歩出ることさえ怖くて躊躇してしまうようになりました。

あの若い頃のいつかと同じように、わたしのことを知っていようがいまいが、そんなことに関係なく、とにかく誰とも顔を合わせたくないのです。

ただ、夜逃げをしなかったことで、外にさえ出なければ変わらない環境で生活ができました。

それに、家の中では家族の誰もがそうなる前よりもどこか穏やかだったのです。特に白髪のおじさんは、もしかすると、それまで延々と続いていた何千万円という期日に必ず落とさなければならない手形の心配から解放されて、それまでずっとひとりでキリキリと持ち続けていたものが楽になったのかもしれません。

夏休みが始まった直後の出来事だったので、子供たちはなんの影響もなく過ごせたことも、本当に不幸中の幸いでした。

いえ、影響がないどころか、実は当時小学生だった長男と次男が、両親の会社が倒産したことを知ったのは、なんとそれから半年以上経ってからのことでした。

食卓に並ぶ料理は明らかに質素になり、買ってほしいというものもかなり我慢させていたはずなのですが、能天気なところだけはしっかり母親譲りなのですね。

能天気と言えば、すこし時期はずれますがこんなこともありました。

悪性リンパ腫から奇跡のＶ字回復を果たした次男は、そののち数回のクールでの入退院は繰り返したものの、小学校の高学年を迎える頃には「寛解」といわれる診断をいただきました。

そして、中学、高校、大学と、ずっとバレー部のキャプテンを務めさせていただくなど、病気のことなど誰もが忘れるほど元気になっていったのでした。

そんな次男が中学生、長男は高校生、一番下の弟が幼稚園児だった頃、いつものようにお兄ちゃんと一緒にお風呂に入って出てきた一番下の弟が、わたしにこんなことを尋ねるのです。

「お兄ちゃんの胸のところにあるキズなんやけどさあ……。何回聞いても「お兄ちゃんはトラと闘ったんや！」って言うんやけど、それってほんとなん？」

次男の左胸には大きな傷跡がありました。
悪性リンパ腫が見つかり大学病院に入院してすぐ、一歳半の彼は病院の判断による手術を受けたのです。腫瘍を取り出すための手術でしたが、あまりにも心臓に近すぎたために取り出せず、開いて閉じるだけの手術となりました。その大きな傷跡が残っていたのです。

次男の驚くような口から出まかせぶりには笑ったものの、まだ本人に病気のことを説明していなかったわたしは、いま言うべきか言わざるべきか、次の言葉を探しながら内心ドギマギしていたのです。

ところが、なんとすかさず横から白髪のおじさんが「なにを言うとんのや。それはガンやった時の手術の跡やぞ」と、こともなげに言い放ってしまったのです。
すると、慌てふためくわたしを誰も気にすることなく、兄弟姉妹は驚きながらもなぜか大笑い。本人も、「えっ！　ぼく、ガンやったん？」と笑いながら聞き返す始末です。

いつ、どんなふうに本人に病気のことを打ち明けたらいいのか、いつも心のどこかでその日が来るのを恐れていたわたしの杞憂は、この時あえなく海のモクズと消え去りました。

そして同時に、息子と病院で過ごした時間はもちろん、退院してからもずっと、この子にこんな思いをさせてしまったのはわたしのせいだとずっと持ち続けてきた呵責の念も、この能天気な人たちの笑い声と一緒にどこかへふわりと飛んでいってしまったような、本当にありがたい瞬間でもありました。

ああ、でも、この「倒産劇」の最中にあって、一番の功労者はなんと言っても「不渡り」とともにこの世にやってきた、一番末の息子でしょう。

赤ちゃんというのは、無条件の愛を与えてくれるのですね。

本当にありがたいことに、沈むしかない我が家の空気を、彼の存在が明るくしてくれました。

それにもうひとつ、彼にとても感謝しているのは、おっぱいで泣いているのかオムツで泣いているのかを、百発百中でわたしに知らせてくれたのです。

母親を経験した方なら、オムツも替えたしおっぱいも飲んだのにどうしてまだ泣くの？　という、こちらが泣きたくなるような場面を少なからず経験されたことがあると思います。ところが、彼はわたしをその泣きたくなるような気持ちにすることが、決して大げさではなく一度たりともありませんでした。

いま思えば、わたしには他に泣きたいところが満載なのを、彼はちゃんと知っていてくれたのかもしれません。

世間からの手のひら返しや、ソッポを向く親戚、はたまた明日のお米をどうやって工面するか……。そんなことに悩み苦しんでいる最中に赤ちゃんにわけもなく泣かれたら、意気地のないわたしはきっと精魂尽き果ててしまったことでしょう。

それはおそらく、太古から存在したであろう神秘のメカニズムに違いないと思います。彼が泣いた瞬間に、まったく普通の状態のおっぱいがピーンと反応すれば必ずお腹が空いているし、その瞬間、逆におっぱいにまったく変化がなければお尻が気持ち悪いという、とてもシンプルなものでした。

このことは、そんな状況にありながらも、母として、女としての無上の喜びをわたしに教えてくれました。

本当に、そんな四人の小さな命という存在があったからこそ、わたしはどんなに真っ暗だと感じるトンネルの中にあっても、一歩ずつ歩みを進めさせていただくことができたのだろうと思います。

いえ、もしかすると逆に、いつも子供たちの天真爛漫とも言える能天気さや、無条件の愛に、支えているつもりが支えられ、守っているつもりが実は守られていたのかもしれないとすら思うのです。

そっと寄り添える人に

電気もガスも水道も、止められたことがあります。

ある日の夕暮れ時、いつものように晩ご飯の買い物をして家に帰ると、真っ暗な部屋でテレビもつけずに小学生二人が黙って座っていました。

またケンカでもしたのかと、まだ目の前の現実に気付いていないわたしは「電気もつけずに何をしてるの?」と、半ばいさめるような口調で言葉をかけました。

すると、「電気もテレビも何にもつかん」という、予想もしない言葉が返ってきて、そこで初めて恐ろしい現実が見えたのです。

こんな暗くて寒い中に子供たちだけを置いて、どれだけ不安で寂しかったことだろうと思うと、いてもたってもいられず、意味がないとはわかっていても最大限に自分を責めました。

でも、そこで落ち込んでいる余裕などありません。

この現実を、一秒でもはやくなんとか回避しないといけないのですから……。

すぐに夫に連絡をし、かき集めたお金で電気代を払いました。

予約してすっかり炊けているはずだった炊飯器の中身は、準備した時と変わらないお水とお米の粒のまま、買ってきたばかりの晩ご飯のための材料も今夜使うことは不可能です。

この時ほど、コンビニのありがたさを感じたことはありません。急いでコンビニまで車を走らせ、おにぎりとインスタントのお味噌汁を買いました。子供たちのお腹が膨れるだけ、財布に入っているお金で買えるだけのものを買ったあとの財布には、数枚の十円玉と一円玉しか残っていませんでした。

いえ、財布には……などという生易しいものではなくて、それが正真正銘、この時の我が家の全財産だったのです。

そんな局面に何度も遭いながらも、いまもこうしてきちんと生きているのですから、人生というのは不思議なものですね。

お金がなければ何も買えませんが、お金がなくてもなぜかこうして生かさせてもらってきたのです。

どうやってその中を歩いてきたのかと問うてみても、明確な答えは出てきません。

「乗り越える」という言葉にわずかな違和感を覚えるわたしは、自らその言葉を使うことはありません。

傍目から見たらきっとそう見えるのでしょうから、どなたかにその言葉を言われても違和感はほとんどないのですが、わたしとしては「その道を歩かせてもらってきた」という感覚しかないのです。

勇敢な冒険者のように大きな山を越えたというよりも、ただ一本の道を歩く過程で少しだけ雨の量が多かったり、風が強かったり、でこぼこが多かったりする、そんな道を歩かせてもらってきたという感覚でしょうか。


こんなことを書いていて思い出したことがあります。

この、前の見えないでこぼこの道を不安いっぱいで歩いている時、何人もの人から「乗り越えられない壁はない」という励ましの言葉をいただきました。

わたしのことを思って言ってくださっている言葉であることはよくわかります。

ただ、わかっていてもなお、誰もが知っているこの言葉ほどわたしをイヤな気分にさせたものはないかもしれません。

あなたは、わたしの前にどんな壁があるのか知っているの？

それと同じ壁を乗り越えたことがあるの？

なんとも、大人げないことではありますが、腸《はらわた》が煮えくりかえるというのはこういうことなのかと、そう思ったことも一度や二度ではありません。

乗り越えた人の言葉なら、素直にありがたく聞いたかもしれませんが、どう考えても、知識としてのその言葉を放つ人の言葉は、残念ながらわたしの耳にも、心にも届きませんでした。

越えられるなら、そう思える程度のことなら、いかようにも努力してとっくに越えていたことでしょう。そんな知ったかぶりな言葉を発してくれるくらいなら、わたしの流す涙に黙って寄り添ってくれたほうがどれほど嬉しいことだろうと思ったものです。

誰もが良かれと思って、「励ます」という行為をしてしまいがちですが、その時わたしは、無条件にそっと寄り添える人でありたいと強く思いました。

もしかすると、これがいまのわたしの生き方の原点なのかもしれません。

失くしてはじめて気づくこと

起こる出来事が深刻でしかも多すぎたからか、それとも元来の能天気さからなのか、そのいったいどうやって日々をやりくりしていたのか、ほとんど思い出せないのですが、明確に覚えている場面もいくつかはあります。

たとえば、このままでは、明日のご飯はなんとか食べられたとしても、明後日はもう無理かもしれない……というような夜、わたしは意を決して夫に言うのです。

「明日、ママに使ってもらえるように電話でお願いしてみるわ」

ママというのは、父が生きている頃に家に来たことがあり、わずかに顔を知っているクラブのママのこと。

背に腹はかえられぬ状況の中で、オンナのわたしがお金を作るために夜のお酒の世界に行くことは当然といえば当然であり、なぜいままで行かなかったのか不思議なくらいでした。

意を決して出したその言葉を、夫は黙って聞き、そのあともなんの言葉も発しません。

彼の気持ちの想像がつかないわけではありませんから、お互いにそれ以上の言葉は発することなく、明日の朝を待つことになるのですが、不思議なことに朝を迎える前に現金収入が入る仕事が舞い込んだのです。

しかもこれは一度だけではなく、わたしが意を決してその言葉を言う度に、翌日の朝までに仕事が入りました。

さすがに三回目には、ああ、これはきっと、わたしは夜の世界で働いてはいけないということなんだと思い、結局この手段は諦めることにしたのでした。

とにかく、そんな手段まで本気で考えなければならないほどお金に困窮し、生きているのがやっとという年月は、かれこれ十五年ほど続きました。

厄年の三十三歳の時に倒産して、五十歳の呼び声を聞くまで、われながら、何度もへこたれながらもよく辛抱したものだと思います。

おもしろいもので、お財布の中にある二千円がいまの全財産、なんていうことがどれだけあったかわかりませんが、人はやがてそんなことにも慣れてくるもののようで、そうなると「ない」ことが、怖くなくなるのだから不思議です。

もちろん、だからといってお金がないことを賞賛するつもりも、正当化するつもりもありません。

お金がないと、人は知らず知らずのうちに卑屈になってしまいがちです。これはわたしだけかもしれませんが、「清貧」を良しとして育ってきた年代の生き残りであり、学生の頃からそんな教育を受けてきたにもかかわらず、どんなに「ない」ことを正当化しようとしても、頭ではできても、心はそういうわけにはいきませんでした。

卑屈さや、惨めさ、憤りや、無力感を、どれだけ感じたかしれません。

もうここまでかという場面をいくつもくぐり抜け、給食費が払えずについには子供たちまで泣かせるようなことがあっても、それでも生きていくしかなかったのです。

それでもなぜだか「死」という選択肢だけは、夫にもわたしにもまったく縁遠いものだったから。

でもその「死」は、思わぬ人のところに訪れました。

倒産から二年後、母がガンになりました。

ゴールデンウィークに入る直前、小学六年生になったばかりの長男とドッチボールをしていた母が、「やっぱり六年生になると力が強くなるのかねえ。ボールが当たったんやろか、なんか腫れてるわ」と、胃の下の方を手で押さえました。

母はどんな時も明るく穏やかで、その時も変わった様子は感じられず、わたしは軽く受け流してしまいました。あとになって考えてみると、食事の後や昼間も、横になっている時間が増えていたというのに、一番身近にいる娘であるわたしはなにも気に留めていなかったのです。

ゴールデンウィーク明けに、病院に行くと言う母がその病院で診断されたのは、息子とは別の形のガンでした。

手の施しようがなく、余命二カ月だという診断にうろたえ、堪えてもこらえてもあふれ出す涙を止めるすべさえわからず、車の中で一人泣くしかありませんでした。

母は、我が家の要《かなめ》であり、太陽でありやすらぎであったのです。わたしにとっても子供たちにとっても、そして、血のつながりのない白髪のおじさんにとっても……。

亡くなる三日前に「生きてる時は一回も迎えに来たことなんかないのに、こんな時だけ迎えに来るのね」と、冗談とも本気ともつかない父への恨み言をつぶやいて、母は旅立っていきました。

父の七回忌を迎える少し前の、暑い夏のはじまりの日のことでした。

七歳違いの父と母は、ともに六十歳の若さでこの世に別れを告げました。

両方の親を亡くして、はじめて感じることがあるものですね。たとえケンカをしていたとしても、生きていてくれるだけで何かが違うものだと思います。

失くしてみてはじめて気づくことばかりです。自分の小ささも弱さも、そして、どれほど愛されていたのかということも……。もう、わたしには安心して素直に弱音を吐ける場所さえなくなってしまったのです。

倒産したあと、食費を切りつめるために毎週近くのスーパーの「火曜特売」の卵１パック五十円の列に、わたしは母と二人で並ぶようになりました。

最初はそこに並ぶことさえ屈辱的で、恥ずかしくてたまらなかったのですが、日がたつにつれて、日常の当たり前のことになっていきました。


これからは、わたし一人で並ばなければならないのです。

要《かなめ》である母を亡くしたことは、明らかに、我が家に本当の正念場がやってきたことを意味していました。

カセットテープがくれた大きな転機

真っ暗なトンネルの中でのエピソードは、本当に数かぎりなくあるのですが、すべて書いていたら何冊分にもなってしまいそうなので、ここで一気に方向転換してみたいと思います。

その真っ暗なトンネルの奥に、わずかに明るい光が見えた気がした瞬間、そして結果的には、わたしの大きな転機となった出来事のお話です。

わたしたち家族は、「競売」という制度がわたしたちに「出て行け！」というその日まで、愛着のあるわたしが生まれ育った家に住まわせてもらっていたのですが、いよいよその家を出なければならない日がやってきます。

ど田舎に住んでいたわたしたちが、少し田舎の四日市に引っ越したのですが、このことによっていままで発生しなかった「家賃」というツワモノが目の前に立ちはだかるようになり、いままで以上に働かなければならなくなりました。

でもありがたいことに、そんなわたしを気にかけて、パート先を紹介してくださる方がいてくださり、そんなわたしを使ってくださるという社長さんがいてくださいました。

そして、新しい生活にも仕事にもようやく慣れた頃、その社長さんが一本のカセットテープを出してきて「近藤さん、よかったらこれ聴いてみて」と差し出してくださいました。

家に帰り、カセットテープを聴ける車の中で、何も書かれていないそのテープをかけてみました。

それはもう、かれこれ十二年ほど前のことになるのですが、そのテープからの第一声を聴いた途端に、なにか不思議な感情が湧いたのは覚えています。そして、テープを聴き終わる頃には、大げさでなく大号泣してしまっていたのです。

その夜、わたしは一睡もできませんでした。

その頃のわたしは、世間も知らず、生きていくことだけに精いっぱいで右を向いても左を向いても光は見えず、一歩も前に進むことができずにいました。

お金のことを言い訳にすることなく、ダイナミックなご活動をされ、それを人のために力強く説かれる声に触れて、いったいわたしはどれだけ甘えているのかと、悔しくて悔しくて、とにかく一晩中一睡もできずに泣き明かしたのです。

テープの声の主は「中村文昭」さん。

実は、そのテープを貸していただく一年ほど前に、わたしは珍しく本屋さんに平積みしてある一冊の本を買いました。そして、著者のプロフィールを見て、「この人に会ってみたい」と思ったその人が中村文昭さんだったのです。

そのテープを聴いてからほどなく、地元四日市で中村さんの講演会があるのを知りました。講演会に行くお金を使うことへの躊躇がなかったわけではありませんが、会ってみたい気持ちが勝り、思いきって参加することにしました。

さらに、講演会のあとに懇親会があるという案内をいただいたわたしは、迷いに迷った末に懇親会にも参加することにしました。会場がホテルだったこともあり、その頃のわたしには本当に痛い出費だったのですが、だからといって、そのまま帰るという選択はどうしてもできなかったのです。

ところが、その場で誰かに積極的に話しかけることもできなければ、ご本人である中村さんに話しかけることもできません。

時間ばかりが経ち、どうやらそろそろ懇親会もお開きの時間が近づいています。

いったいわたしはなんのためにここへ来たのだろう……と、落ち込みかけたその時、主役の中村さんがダンボールを抱えて目の前に現れたのです。

ダンボールの中には中村さんの本が入っています。ざっと見た感じその数は十二、三冊といったところでしょうか。

聞けば、物販で残ったので持ち帰られるとのこと。そこでわたしはとっさに「こんなにいいお話を聴かせていただいたのに、ご本人に持って帰っていただくなんてできません！その本、全部わたしが買います。買わせてください！」と申し出てしまいました。

中村さんはとても驚かれて、本当ですか？と何度も確認されたのですが、その瞬間、わたしは本当にただただ素直に、一点の曇りもなくそう思ったのです。

そして、実はわたしにとってはこちらのほうが驚きなのですが、その日に限って財布の中にいつもはまず入っていることのない一万円札が二枚、なぜだか入っていたのです。

そして、そんな本当に小さな出来事をきっかけに、この先、わたしの目の前の景色は大きく変わり始めます。

ただ、その小さな代償として、思いがけない出費のおかげで財布の中はいつもにも増して閑古鳥状態となり、しばらくの間、そのことを家族の誰にも気づかれないように冷や冷やしながら送ることになってしまったのでした。

見えない大きな力

さて、こうしてわたしは「中村文昭」という人に、今まで開けることを知らなかったドアをノックされ、戸惑いながらも人生を前へと進めることを始めました。

あの時起こったことは、いま、同じことをやれと言われても絶対ムリだと思います。世間知らずなうえに、無鉄砲が服を着て歩いているようなその頃のわたしだからできたことであり、同時に、見えない大きな何かが突き動かしてくださったとしか思えないような出来事だったのです。

中学三年生になった次男の担任の先生が家庭訪問に来られた時のこと、学校でも信頼の厚い先生だったので、わたしも気分が良かったのでしょう。帰り際に「先生、良かったらこのＣＤ聴いてみてください」と、中村文昭さんの講演会のＣＤをお渡ししました。

すると翌日、すぐさまその先生から電話があり、「この方を、ぜひ学校に呼んでほしい。子供達に聴かせてやりたい！」とおっしゃるのです。
手配を頼まれたわたしは、ぬかりなくその手配を遂行し、これで学校の子供たちも喜んでくれるだろうと、胸を撫でおろしたのです。

ところが、文昭さんと知り合ったことをきっかけに親しくなった古川くんという好青年に事のいきさつを報告すると、彼は「ますみちゃん、文昭さんは子供たちのためなら無料でも講演してくれると思うけど、本来の文昭さんのギャラのことはちゃんと知っておいたほうがいいと思うよ」と言うのです。
そのあと、一応ということで教えてくれた中村さんの講演料と学校が謝礼として提示した金額とは大きくかけ離れていました。それを聞いてとても驚いたのですが、わたしは次の瞬間こんなことを思いました。

「クロフネ」という会社の社長が一日わたしたちのために動いてくださるのだから、わたしには到底手の届かない金額だけれど、学校が支払う金額との差額を、その日に講演していただくことで作ったら、満額をお渡しすることができる！

これは名案だと本気で思ってしまったわたしは、いつぞやのようにすぐさま行動を開始します。その足で四日市市の文化会館へ向かい、学校での講演の日の夜間の会場の空き具合を尋ねたのです。

その日空いていたのは、１７８６席（一階席１２４６席）の第一ホールと１２０席の第三ホール……、想定していた６００席弱の第二ホールはすでに埋まっていました。

ところが、こんな時の世間知らずというのはまさに無敵なのです。わたしの頭に浮かんだのは、なんと小学生でも知っている「大は小を兼ねる」という言葉。大は小を兼ねるというし、それなら第一ホールを借りればいいと、なんの迷いもなく申し込みをしてしまったのでした。

さあ、そこから講演会当日までは、怒涛の数カ月となりました。

やったこともないことをいきなりやると言い始め、そのための経験も知識もないのですからもう大変です。アナログなわたしを見かねて、チラシやチケットを作ったり、準備を手伝ってくれることになった友人たちとたった五人で準備を進めるのですが、この時にはまだSNSなどというものもなく、一枚一枚「手売り」していくしかないのです。

様々なことがありいろいろなことで頭をぶつけながらも、やるぞ！と決めたことに無我夢中で取り組んで、結果的にどうなったかというと……。

一カ月前には、１４００枚以上のチケットがわたしの手元からなくなっていて、当日、文化会館の外には長蛇の列ができていました。その様子を見て、まさに心が震える思いがしたことを思い出します。

本当にありがたいことに、一階席だけではありましたが一席の空きもなく、超満員の会場で文昭さんの講演会を開催することができたのです。

実は、怖くて誰にも言えなかったのですが、その数カ月前、下見のために初めてこの会場の舞台の真ん中に立ち、誰もいない広い客席の方を見たときに、なぜか超満員のお客様の姿がカラーで見えたのです。

でも、「イメージング」なんていう言葉も知らなかったその頃は、こんな錯覚を起こすなんてわたしはなんという「オゴリタカブリ」を持ってしまっているのかと、心の中でその映像を何度も打ち消し、なかったことにしようとしました。

でも、打ち消しても打ち消しても、最後には夢にまで出てきたのです。

超満員の会場のお客様の様子が、それも美しいカラーで……。

知らないというのは、本当に残念なことですね。

知っていたら「打ち消し否定する」ことなんて、絶対にしなかったのに……。

とにかく、本当に多くの方のお力をお借りして、四十路を迎えようという無鉄砲なわたしは、すばらしい講演会を開催させていただくことができ、たくさんの方が心から喜んでくださっている様子に震える何かがあふれてくるのを感じていました。

するとそれがイヤでわざとプログラムの中に載せていなかったというのに、文昭さんから主催者として挨拶をするようにと促されてしまったのです。


そこで押し問答するわけにもいかず、わたしは広いホールの舞台、見渡す限りのこちらを注目している２５００を超える瞳の前に立ちました。用意したものもなく、とにかく目の前の皆さまに、そして、力を貸してくださった多くの方たちに、まずはお礼を伝えなければと思って口を開いたのですが、思いがけずスルスルと言葉が出てきます。

そして、その挨拶も後半にさしかかった頃、ようやく気づいたのです。わたしはなにか見えない大きな力に動かされているのだということに。


なにかわからないそれが、知らぬ間に大きな力を貸してくださっていた。

きっと、最初からそうだったんだ。

ああ、危うくわたしは勘違いしてしまうところだった……。

こんなに多くの人の前で、驚くほど清々しい気持ちで挨拶をさせていただいて、わたしは初めて尽くしのこの日を、お得意の涙ではなく、温かな笑顔で終えることができたのでした。

ぜんぶやめるという選択

見えない大きな力に動かされていることに気づきつつも、これまで感じたことのない喜びに味をしめてしまったわたしは、このあと何年も何回も同じ会場で無謀な挑戦をし続けることになります。

ところが、手探りながらもあれほど楽しかった最初の試みとは打って変わって、義理やしがらみを発生させる別の世界のドアを叩くことになり、やがて数ばかりを追いかけ、そのために苦しみのエネルギーを使う羽目になっていったのです。

後には引けない負けん気の強いわたしは、どこかに無理を抱えながらも時々に全力を尽くし、失敗と言われるような恥ずかしい講演会になることは一度もありませんでした。

でも、やがてわたしはそんな日々に、大きな矛盾を感じ始めます。

世間の人が褒めてくださり評価してくださることが増えれば増えるほど、一番身近にいる白髪のおじさんが、そっぽを向き、辛く当たられることが増えたのです。

いつのまにか会話は減り、気が付けば目を合わせることもなくなり、ひどい時には数カ月間一度も口も聞いてくれません。皆無に近かった自分を肯定する気持ちを、この講演会をきっかけにようやく取り戻し始めたところだというのに……。

「外」でどれだけ評価されちやほやされることが増えても、大切な「内」は、苦しくて悲鳴をあげている。「外」にいる間は楽しい時間を過ごせても、家に帰る時間や距離が近づくにつれて心が重くなる。

その頃のわたしの唯一ホッとできる場所は、一人になれる自分で運転する車の中だという、なんともバランスの悪い状況になっていました。

根っこがしっかりと張っていない木が、枝葉ばかりを立派にしてしまった……。あの頃のわたしは、安定感がなくていつ倒れてもおかしくない、実はとても危うい姿だったのだと思います。

そんな危うさの中で、自分にできることはなにか、本当にすべきことはなにかと、探し求める気持ちに大きく焦り、そしてもがきながら決めたこと……。

それは「ぜんぶやめる」ことでした。

なにをやめたかというと、まずはその頃、入らせていただいていたいくつもの「会」をすべてやめさせていただきました。

会に参加されているのは経営者の方がほとんどでしたから、定期的に開催される会合や食事会、打合せなどの時間帯はいつも夜でした。夫と子供たちを家に残して、ほとんど発言することもない会合に、さも何かをしているかのように出かけて行くことをやめて、夜は家にいることに決めたのです。

でも、家にいたらいたで、また待ち受けているものは大きく、なにが原因かもわからないまま、夫に何カ月も無視をされ続けます。

そのうち、また無視されるかと思うと言葉をかけることさえ怖くなり、やがてわたしは、夫と会話しようとすることもやめてしまいました。

お金はない、彼の仕事はうまくいかない、口もきかない、返事さえしない……。

そんな時間が過ぎていく中であっても、手に職もないわたしが子供を四人抱えて出て行くなどということは到底考えられません。

すでに実家というところもない、八方塞がりのそんな時、父親ほどの年齢の男性で夫のことも昔からよく知っている知人が、わたしにこう言いました。

「もう、別れることを決めたらどうや？　このままやとお前の人生が台無しになるぞ。別れることだけ決めたら、俺がなんとかしたる」

わたしのことを思って言ってくださるその言葉に嘘はなく、この方の言葉を信じようかと思いました。

時を同じくして、その頃中学二年生だった娘が、ある日、朝食を食べながらわたしに唐突にこう言いました。

「ママがいつまでも優しくしてるからあかんのやで。あの人、一回突き放さなあかんのわからんの？」

呆然としました。

そして、あなたたちのために、こんなにも歯を食いしばって我慢しているのに……そう思いかけたわたしは、次の瞬間気づいたのです。

ああ、わたしがやっていたことは「情」でしかなかったんだ。

この子が言っているのは「愛」なんだ……。

恥ずかしくて情けなくて、探しても次の言葉が出てくることはなく、それでも、すっかり情にかまけていた自分を認識させられたわたしは、「このままではいけない」とはっきりと思えたのです。

この二つの出来事をきっかけに、そしてちょうどその頃、倒産のあと引っ越した借家の契約が切れる時期だったこともあり、わたしは夫との生活もやめることを決意しました。

知り合いの不動産屋さんに行き子供が通学に困らないアパートを探すと、すぐにほどよい物件が見つかりました。

そこで、あとの面倒はみてやると言ってくださったその方に電話をかけました。「別れることに決めました」と言うと「そうか、わかった。あとで電話してこい」とおっしゃいます。

ところが、その会話のあと、わたしが何度電話をしてもその方がわたしの電話に出られることはありませんでした。

どういうご事情かはわかりませんが、何度目かの電話で「ああ、もう出てはもらえないんだな」と察しはついたものの、もうこちらはそうはいかない状況になっていました。

子供たちにはすでに家を出ることを内緒で伝えて承諾してくれているし、不動産屋さんとは、数日後に契約と入金の手続きをする約束になっています。

ようやく気づいて決めたのに、いまさらやっぱり無理なんて……と、思えば思うほどどうにもならない現実を恨むしかありません。だって、わたしには引っ越しをするためのお金なんてどこを探してもないのですから。

そんな時、月に一回ほど、わたしをお茶にお誘いくださる紳士がいました。お互いに連れ合いとは共有できない価値観を、この時とばかりに情報交換したりして、ケーキとコーヒーで二時間ほどおしゃべりして別れるのです。

その方がいつものようにお誘いくださいました。ちょうどよい気晴らしにもなればと、わたしはお誘いいただいたケーキ屋さんへと向かいます。

そして、いつものようにしゃべりたいだけしゃべり、さあ帰ろうかという時、その紳士が、背広の内ポケットからなにやら取り出したのです。

なんだろう？ と怪訝な顔をするわたしに紳士はこう言いました。

「なんかわからんのやけど、今日、近藤さんにこれを渡さなあかんような気がしたんや。いつ……、なんて言わへんから」

差し出された少し厚みを感じる封筒に、なにが入っているかは一目瞭然です。

どうしたらいいのか本当に迷いました。この方にお金をお借りするいわれもなければ、返せる算段もないのです。

でも、その紳士はその封筒をテーブルにすっと置き、わたしの返事を待つことなく「じゃ！」と言ったかと思うと、スタスタと店から出て行ってしまいました。

いま思い出しても、不思議です。

だってわたしは、その紳士にアパートの話はなにもしていなかったのですから……。

こうして、わたしは離婚届を彼に渡し、子供たちと家を出ました。

移り住んだアパートでは、あいかわらず普通とは言い難いお金のない生活ながらも、朝起きてお弁当を作って子供たちを送り出し、パートに出て、買い物をして家に帰って夕食を作る……という普通の日々が流れていきます。

それは、無視を続ける夫の顔を見なくてよくなりわずかに気持ちは楽になったものの、だからといってまったく未来は見えない……、ようやく見えたかに思えた光もすっかり消えて、真っ暗なトンネルに逆戻りしたかのような毎日でした。

出逢いの前夜

そんなある日、懇意にさせていただいていたある老紳士とお食事を一緒にさせていただく機会をいただきます。そして、他愛もない会話の途中に、わたしは何の気なしにこんなことを言ったのです。

「小さい頃から、カウンターの中で着物を着ている自分を見るような気がしたことが何回かあったんですよ」

　すると、老紳士が「ちょうどぼくの会社の系列のホテルのバーラウンジに、着物を着てカウンターの中でシェーカーを振っているママさんがいるんだけどね。彼女がもうそろそろいい歳だから、きみ、やるかい？」とおっしゃるのです。

　降って湧いたような話に驚くばかりでしたが、四十五歳を迎えようとする少しは泥水の中も歩かせてもらったわたしには、もうそれほど怖いものはありません。若い頃はどうしても怖かったお酒の世界や、夜の世界もきっと大丈夫だろうと思い、その場でお受けさせていただくことにしました。

　もちろん、経済的に楽になれるかもしれないという期待もありましたが、着物は自分で着られるし、ホテルという守られた場所ならなんとなく安心だし、なにより未知の世界を見せてもらえるのではないかと、久しぶりにワクワクしているわたしなのでした。

　ただ、そのバーラウンジで働くことが決まった時、実はわたしはお酒のことをまったく知らない人でした。

「ヘネシー」や「バランタイン」、「山崎」や「響」など……名前だけは聞いたことあるお酒が並んでいたものの、「バーボン」と「スコッチ」の違いすらわからないど素人だったのです。

とにかく当時のわたしは、人さまのお名前とお顔を覚えるのだけはすこぶる得意だったので、一度お話しした殿方のお名前はほぼ忘れることなくその方のボトルが出せるという、ただそれだけでなんとかその場をしのいでいました（いまでは、なぜあの時はそれができたのか不思議なほど、お名前もお顔も覚えられず失礼を働いてばかりなのですが……）。

着物を着てカウンターの中に入っているわたしには、すでに二十年選手の酸いも甘いも知り尽くしたママかと思われるような、変な落ち着きだけがしっかりと備わっていたようです。でもその実、上半身は襟元をなおしながら、ボトルを取りだしグラスを出し……と優雅っぽく見せておきながら、遠くを見るような仕草でカウンターの陰のアンチョコを見るという、まるで水鳥が優雅な姿を見せながら水面下では必死で足を動かしているような状態のスリリングな日々が続きました。

こんな調子でしたから、この仕事をさせてもらっている二年余のあいだ、残念ながら結局お酒のあれこれに詳しくなることはまったくなく、最後までさっぱりわからず仕舞いでした。

それでも、そんな中で唯一自慢していいかもしれないと思うのは、そこにいるあいだは一滴もお酒を飲まなかったことでしょうか。車通勤だったこともあるのですが、初めてのお酒の世界へ送り出してくれた家族への「安心」だけは守りたかったのです。

何はともあれ、見たことのない未知の世界はとても面白く、野暮なお客様もいらっしゃらない空間はとても居心地の良いものでした。

でも、まったく予想外なことに、そのお店は夜のお酒の世界だったにもかかわらず、なんと時給が８００円だったのです。

あくまでもその頃の時給ではあるのですが、それにしても８００円の時給でまた夜に家を空けてしまう自分を作ってしまったことに対して、わたしは大きなジレンマを感じていました。

さすがにもう少し時給をいただけると、勝手に思い込んでいたのです。そして、家計も少しは楽になるかと、そんな期待もどこかにあったのでしょう。もちろん、条件を確認することもなんの交渉をすることもなく、すんなりそこに身を置いてしまったのはわたしですから、なんとも文句の言いようもないのですけれどね。

けれど、きっとそれで良かったのです。

だってそのあと、わたしにとって、想像もしなかったような大きな出逢いがやってくるのですから……。

幸せを祈る

さて、その出逢いのお話の前に、ひとつだけお伝えしておきたい後日談があります。

数年間、いえ十年近くにわたって、言葉を交わすこともなく目を合わせることもなく、最後には離婚届を渡して別居するという厳しい時間を過ごすことになった、白髪のおじさんとわたしのことです。

知り合いの弁護士さんのところに駆け込んで、なんとか別れたい……と、懇願したことさえありました。

20億というわたしの父の負債を背負ってくれた彼に、並々ならぬ恩を感じているわたしですから、一世一代かと思うような振り絞った勇気のようなものを携えて、必死の思いでその弁護士さんの前に座ったのでした。

ところが、弁護士さんはそんなわたしに離婚の手続きの説明をすることなく、「真澄さん、ご主人のこと嫌いなの？　顔も見たくない？」と質問を投げてきました。

「いや……。嫌いということはないですが、このままでは生活していけないし、口もききませんし、子供たちにこんな状態を見せ続けるのもどうかと思うんです」と、矢継ぎ早にあれこれ理由を並べ立てるわたしに、弁護士さんは不敵な笑みをたたえながら言いました。

「顔も見たくないというくらいじゃないと、離婚は無理ですよ」

とにかく苦しさから解放されたい一心のわたしだったのですが、投げかけられた当たり前と言えば当たり前のその言葉に反論さえできず、苦笑いを返すのが精一杯だったのを覚えています。

そして、そんなある日、尊敬する先生からこんなことを言われたのです。

「近藤さん、御主人の幸せを一日に何回くらい祈っていますか？」

正直、面食らいました。

夫の態度に屈辱的で惨めな思いしか持っていなかったわたしが彼の幸せのために祈っているはずなど当然なく、かといってそのことを堂々と言えるわけもなく、返事に窮して口ごもるわたしに先生はおっしゃいました。

「近藤さん、一日に一回でも二回でもいいですから、ご主人の幸せを祈ってみてください。声に出しても出さなくてもどちらでもいいですし、本当にそう思わなくてもいいですからね。口先だけでいいですから、とにかく一回でも二回でも、だまされたと思って一週間くらいやってみてください」

なんでわたしが？　と思いました。

そもそも、わたしにとって「祈る」という行為は、マザーテレサのような美しい心の人が本当に心の底からなすものという認識でした。
口先だけでいいなんて聞いたことがないし、仮に口先だけでよいのだとしても、夫の幸せなんて祈れるわけがありません。

でも、図星というものはいつもどこかに突き刺さるものです。
それに、尊敬する先生の言葉を無下にすることもできません。

かくして、マザーテレサには到底なれないわたしがそのあとどうしたかというと、一人で運転している車という小さな密室の中で、ハンドルをハの字にかたく握りしめながら、悔しさと情けなさの入り混じったまさに鬼の形相で言い放ったのです。

「フジトサンガシアワセニナリマスヨウニ」

小さな密室の中で、わめくというのがぴったりの大声を発しました。女優になれないわたしが心の中ではまったく思っていないセリフを言うのですから、大声でも出さなければ成し遂げられなかったのです。

「清水の舞台から飛び降りる」という表現がありますが、まさにそんな気分で、とにかく先生に言われたことをなんとか実行しようと、それだけに必死でした。

言い終わったあとには、良いことをしたような嘘をついてしまったようななんとも妙な感覚になったのですが、おもしろいものですね。苦し紛れであったとしても一度やってしまえば何かが変わるもので、顔を歪めながらではありますが、そのまま二度三度と同じ言葉を絞り出すことができました。

しかも翌日、翌々日……と続けていくうちに、あんなに顔を歪めないと出せなかった言葉が、いとも簡単にすんなり出てくるようになったのです。

これには驚きました。だって言葉だけとはいえ、悔しくて悔しくて絶対許せないと思っている人の幸せを祈っているのですから。

そして、なにより驚いたのは、その「あんなヤツ」にあらわれた変化です。

「薄紙を剥ぐように」という表現は、こんな時に使うのでしょう。

たぶん彼自身は気づいていないであろうその変化を、わたしは不思議な思いでジッと観察していました。

何を言っても完全無視を決め込んでいた何カ月もの時間が、嘘のように溶けていきます。

わずかな返事を発したのです。

合うことのなかったその視線が、わたしのそれとぶつかったのです。

カタコトかと思えるような会話が徐々に成立していきます。

不思議なことが起こるものだと思いながら、この明らかな変化に気を良くしたわたしは、毎日せっせとあの密室で一人の行を続けました。

すると、今度はわたし自身に大きな変化が起こります。

ある時から突然、どうしても許せないと、「あんなヤツ」だと思っていた夫の幸せを、わたしは本当に心の底から祈っていました。そして、その思いはどんどん大きくふくらみ、やがて大粒の吹き出すような涙を止めることができなくなってしまったのです。

それは苦笑いと恥ずかしさと、そしてえもいわれぬ清々しさの中を、ただただ漂うようなひと時でした。

この時から、多くの人との関わりの中で様々な形で訪れる何かにぶち当たると、わたしはいつもこの行を飽くことなく繰り返します。

そのたびに、小さな悩みを思い知らされ、傲慢な自分に気づかされ、ちっぽけな正義感を振りかざそうとしていたことを恥ずかしく思い、その大いなる力の前にひれ伏すことになるのです。

ただ、鬼の形相にまでなったのは、後にも先にも白髪のおじさんただ一人。

わたしにそこまでの思いを持たせてくれる人は、そうはいないのかもしれません。

だから、「あんなヤツ」のおかげなのです。

こうして、離婚届はあえなくゴミ箱行きとなり、白髪のおじさんは、いまではあの頃には考えられないような穏やかなパートナーとなっています。

さあ、それではいよいよです。

バーラウンジでのお仕事を始めてから丸二年が過ぎ、おかげさまで時給もようやく９００円に跳ね上がっていた２０１２年12月。

そうです。

ようやく、「イヤーコーニング」に出逢える「あの日」がやってきます。

第三章 イヤーコーニングとの出逢い

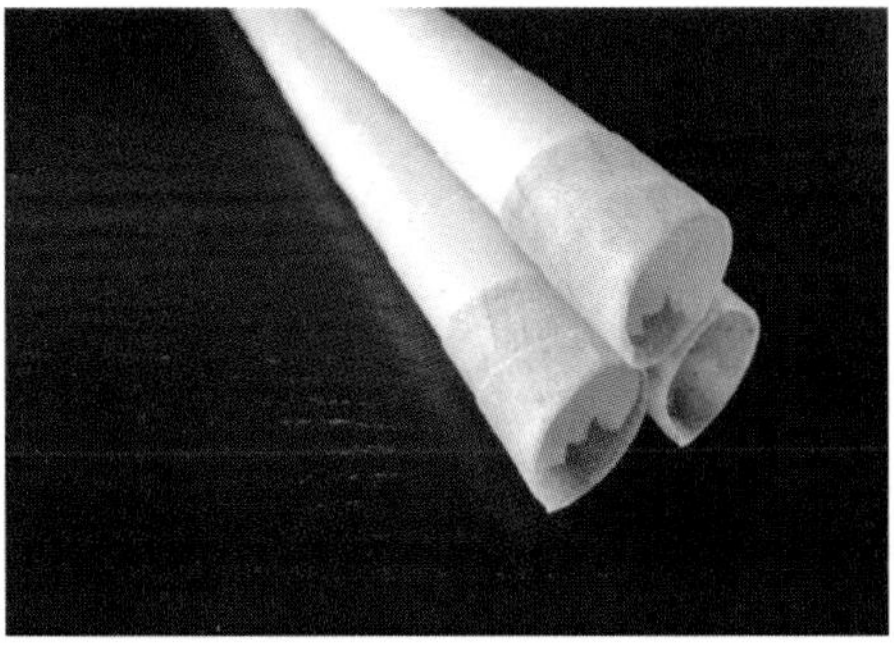

運命の出逢い

それは、２０１２年12月のことでした。

その日、わたしはお友達の村上さんとランチに出かけていました。

古民家風のカフェで、よくありがちな主婦同士のランチとお茶をしながらのおしゃべりを存分に楽しみ、支払いを済ませてお互いの車に向かって歩き始めた時、ふいに彼女の声がわたしを呼び止めたのです。

「あ！ そういえば「イヤーコーニング」って知ってる?」

「えっ！ なにそれ?」

初めて聞く言葉でした。

さっぱりわからない様子のわたしに、彼女は身振り手振りでどんなものなのかを説明してくれます。

でも、どうにも想像し難く……でも、なにか惹かれるものを感じて、いつもならわからない話題は受け流してしまうことの多いわたしにしては珍しく、彼女に「もう少し詳しい説明はない？」と尋ねました。

すると、彼女は詳しいことの書かれたメールをもらっているとのことで、あとで転送してもらうことになり、そのままお互いの車に乗り込み、そのまま家に帰ったのでした。

……いまでもその情景は鮮明すぎるほどによく覚えています。

夕飯を作ろうと、キッチンのガス台の前に立った瞬間に、すっかり忘れていたその「イヤーコーニング」のことを突然思い出したわたしは、携帯を取り出して転送されてきたメールを読み始めました。

するると、スピリチュアルな用語に詳しくないわたしですが、なぜかその文字を眼で追うごとに引き込まれるものを感じ、いつの間にか、頬に意味のわからない涙が流れ落ちていたのです。

それは、その文章の内容や意味がわかって泣いているのではなく、わたしのなかのどこかが反応して勝手に流れている……そんな不思議な涙でした。

そして、涙を流しながら読み進め、ようやくその長い文章が終わるか終わらないかの頃……。

今度は、どこからか、いままでの人生で経験したことのないような「声」が鳴り響いたのです。

「なにをやってるんだ！

はやくやってあげなきゃいけないじゃないか！　急げー！」

聴こえた瞬間は、なにが起こっているのかわかりませんでした。

わたしは見えない世界のものが見えたり聴こえたりする体質ではないので、それまでの人生でそんな経験があるわけでもなく、とにかく不思議で仕方ありません。

それよりなにより、その声は事もあろうに「はやくやってあげなきゃ」と言ったのです。

「はやくやってあげなきゃいけない」ことが、いま読んでいる、村上さんが送ってくれた「これ」のことだろうということは、いくら鈍いわたしでも見当がつきました。

でも、まだ見たこともなくやってもらったこともなく、今日初めてその単語を聞いただけの「イヤーコーニング」なるものを、わたしにやれと言うなんて……。

そんなことできるわけないじゃない！　だって、わたしは人の身体に触れるような仕事なんてしたことないし、無理に決まってる……と、思考の方ではそれを否定するのに必死でした。

ところが、そのなんとも尊く、そして計り知れないほどの力強さを感じる声に、わたしに涙を流させたそこは、よもや反論することなんて思いもつかなかったようで、その声が終わるやいなや、勝手に「はいっ！」と力強く返事をしてしまったのです。

なんてことだ……と、思いつつも、こうなったら呆然としているヒマはありません。だって、その声は「急げー！」と言ったのです。

とにかく、わたしは夕飯の準備もそこそこに、大急ぎで昼間ランチをした村上さんに電話をかけたのでした。

一言一句、音の調子まで忘れることのできないこの声が、果たしていったいなんだったのかは、いまとなってもわかりません。

ただ、その声がいったいなにであったとしても、もしかするとわたしの単なるそら耳であったとしても、わたしは結果的にその声に従ったのです。

これが、わたしと「イヤーコーニング」との運命の出逢い……。

いいえ、もしかすると出逢いというよりも、この時わたしはようやく、今生をともに歩むと約束してきた「イヤーコーニング」さんに見つけてもらい、ひろってもらったのかもしれません。

全国へ愛を撒きに行け

さて、決めたのだからしかたがない……、というよりも、決められたのだからしかたがない。

意を決して、その「イヤーコーニング」なるもののやり方を教えてくださるという方のところに向かうというその日に、わたしはまたもや不思議な出来事に遭遇します。

ちょうど乗り換えのために途中の駅で降りたところで、一本の電話がかかってきました。出てみると、講演会を主催させていただいていたときに、よくご一緒していた頼りになるリーダーのひとりです。

いつもと変わらずひと通りの用件を話したあと、彼の口からいきなり何の前置きもなく、まったく想像もしていなかった言葉が飛び出したのです。

「ますみちゃんさあ、名刺の裏に「セッションします」って書けよ。そしたらもうお金に困らんようになるわ。

ますみちゃんの愛はもう人間のレベルじゃないんやから、それ全国へ撒きにいかなあかんで！」

わたしには、なんのことを言っているのかさっぱりわかりません。名刺の裏に「セッションします」だなんて、わたしはカウンセリングもコーチングも心理学も何ひとつまともに習ったことはないし、「セッション」なるものができるわけがないのです。ましてや「全国へ愛を撒きに行け」なんて、壮大すぎてまったく考えも及ばない彼のセリフに、慌ててそんなことはできないと主張したのですが、彼はまったくひるむことなく、「ええからそうせいって！」と、念押しまでしてくるのです。

実は、六年以上にわたって何度もご一緒してきた彼は、わたしの経済状態や家族の状態もよく把握してくれていたのです。

正直、突拍子もない言葉に戸惑いはありましたし、そうなるかならないかなどということは考えることすらできませんでした。でも、心から尊敬する彼にそんなふうに言ってもらえたことはとても誇らしく、喜び以外のなにものでもありませんでした。

不思議なことはさらに続きます。

その日、イヤーコーニングを習って家に帰ると、中学生になった末息子が急に「なんか僕、耳の中にプールの水が入ったのかな。耳の中が変な感じになってる」と言うのです。

真冬ですから、プールに入っているはずがないのにおかしいなと思いながらも、耳が変なのならひょっとして……と思ったわたしは、「実はママ、今日こんなことを習ってきたんやけどやってみる？」ということになり、なんと末息子がわたしのセッションの最初の体験者となってくれたのでした。

そして、末息子が体験してくれたことがきっかけとなって、家族はすんなりとこの一見するとなんとも怪しげな「イヤーコーニング」を受け容れてくれました。もしも、家族が受け容れてくれていなければ、いまのわたしはなかったでしょう。

そして、その日からまるで手配されていたかのようなことが折り重なるように起こり続け、数カ月後には本当に、東京、大阪、九州で「イヤーコーニングのセッション」をさせていただくことになっていったのです。

本当に人生というのはわからないものですね。

この国の、この星のために働く

自信などまったくなく、いつまで続くのかもわからず、ただ目の前に示された「イヤーコーニング」というものをさせていただく日々を重ねて半年ほどが過ぎた頃……。

まだその頃は、ホテルのバーラウンジでの仕事とのかけもちをしていて、昼間はイヤーコーニングをどこかでさせていただき、夕方には帰って着物に着替えてお店に向かうという、そんな生活が続いていた時のことです。

まさかこんなことになるなんて想像もしていなかったわたしは、数年来の男友達と一緒にお店をやろうかということになり、良い物件はないかと探しはじめていました。

昼間はイヤーコーニングができて、夜はお酒を出せるお店にできたらいいねという感じで、家から通うことが可能な名古屋で物件探しをしていたのです。

資金なんてどこにもないことをよく知っていた彼は、「姐さんはいまと同じように立っててくれたらいいいんですよ。あとは僕が段取りしますから」と頼もしいことを言ってくれていました。


ほどなく、ころあいの物件が見つかりました。

カウンターと少しのテーブル席があり、扉の向こうにはＶＩＰルームにもなるような昼間はイヤーコーニングもできる別部屋のある、そんな願ってもない空間でした。


話はトントン拍子に進み、不動産業者との契約書もあっという間に調ったというタイミングで、わたしはイヤーコーニングの出張で、下関、広島、大阪という一週間の旅に出ることになります。

この一週間の出張から帰った翌日には契約書に印鑑を押して、あとはそのままお店のオープンに向けて走り出す……そんな手筈で下関へと向かったのでした。

旅の途中、わたしは幾人かの印象的な女性たちとご縁をいただきます。

そして、彼女たちとの会話の中で、最初のうちはあれっ？と思う程度の小さな、でも徐々にわたしの中の「そこ」がグラグラと揺れ始めたような感覚になっていきました。
そして、最後には思いがけないものが出てきてしまったのです。なにが出てきたのかを、あえてそのままここに書くとするならばこのようになるでしょうか。

わたしがここに来たのはこの国のためだけじゃない。
この星のためにここへきたのに、お酒の店なんてやってる場合じゃない。
イヤーコーニングをさせてもらうことで、この星のために働くんだ！

実はこの数カ月前に下関の桜山神社にお参りさせていただいた時、「この国のために働く」などという、いままで人ごとだとばかり思っていたものを、わたしの中に見てしまったばかりだったのです。

そのことだけでも驚いていたというのに、今度は「この星のために」だなんて、そんなものがわたしの中から噴き出してきてしまったのですから、ずっと自分のことだけに精いっぱいで生きてきたわたしにとっては青天の霹靂《へきれき》とはまさにこのこと、もう呆然とするしかありませんでした。

でもその一方で、意図せず噴き出してきたそれに涙を流す自分をどこか冷静に見つめるわたしもいて、ここまではっきりとしているのだから、これはもしかすると思い込みとか勘違いとか、そんなものではないのかもしれないとも思えてきます。

ただ、もしそうだとしても、それがどういうことなのかはさっぱりわからず、わからないものはどうしようもありません。結局、わたしにはしょせん無理なこと、縁のないことだと噴き出してきたものを打ち消すことにしたのです。

ところが、どんなに打ち消そうとしても、それはもはや打ち消せるようなものでは到底ありませんでした。まるでわたしの中の奥深い部分にカチッとはまってしまったような感覚だけがはっきりとあり、わたしはそのことに余計に戸惑ってしまうのでした。

さて、心の中でそんな堂々巡りを繰り返しながら、なにより困ったのは「お酒の店なんてやってる場合じゃない」ということです。

だって、数日後にこの出張から帰ったら、契約書に一世一代のハンコを押すことになっているのです。ここまで力を尽くして、すべての段取りをしてお金まで出すと言ってくれているその男友達のことを考えると、いまさら断れるわけがありません。

ところが、やっぱり信じられないような出来事が起こります。

最終地である大阪で最後のお客様のセッションを終えさせていただいた、そのほんの二分後、終わるのを待っていたかのような着信は、その男友達からのものでした。

きっと明日の契約の件の時間の確認かなにかだと思い、少し憂鬱な気持ちで電話に出たわたしの耳に飛び込んできたのは、まったく想像もしなかった言葉だったのです。

「姐さん、大変です！

いま、不動産屋から連絡があって、契約は明日だっていうのに、保証人をもう一人立てろとか、保証金を倍にしろとか無茶なこと言うんですよ。こんなこと初めてです！　絶対おかしいですよ。姐さん、この話はやめましょう！」

慌てた様子でまくしたてる彼の言葉に、うなずきながら、わたしがどれほど驚いていたかは簡単にご想像いただけると思います。

とにかく、こうして不動産屋に出向くこともなく、誰にご迷惑をおかけすることも一円のお金が動くこともなく、夜のお店の話はきれいに御破算となったのでした。

「家族」という名のアンカー

三年半前に起こった、ウソのような本当の話。
もしもあの時、もしもあのまま夜のお店を始めていたら、わたしは身体か、あるいは心を壊していたかもしれません。

いいえ、それ以前に家庭を壊してしまっていたことでしょう。

辛くて苦しくて、でも何度壊そうと試みてもなんのおかげか決して壊れることのなかったその家庭にも、この頃を境に大きな変化がありました。

結婚して以来外泊など一度もしたことのなかった妻が、急になにか得体の知れないことをやり始め、にわかに外泊が増えたことで、夫の不機嫌は当然ながらますます顕著になっていました。

ところが、それがいつのまにか、ものは言わずともそれまでの否定がなくなり、なんとはなしに背中を押してくれている気配へと変化していったのです。

これは、わたしがイヤーコーニングを続けさせていただくうえで、たぶん何よりも大きなことだったと思います。

家族という、一番身近で一番厳しい目を持ってわたしを見ているその筆頭が認めてくれるということは、大きな安心、そして大きな自信となりました。

それがあるから、わたしはより一層、前へ向かっていくことができるのです。

いま、イヤーコーニングを習いに来てくださる方たちに、わたしが口を酸っぱくしてくどいくらいにお伝えするのはそのことです。

外でどれだけ認められても、どれだけ楽しいことがあったとしても、以前のわたしのように家に帰ると居心地が悪くて、口をつぐんで自分の殻にとじこもり、用事をつくってはまた楽しい外に逃げるなんていう悪循環は、この限られた人生の時間の中で本当にもったいないことだと思うのです。

もちろん、通ってみないとわからないことではあるのですが……。

一番の理解者であり、一番の批評家でもある「家族」という存在が、理解し、認め、そして喜んでくれること……。きっとそのことは、わたしたちに計り知れない大きな力を与えてくれる、大きな根っこになるのだと思います。

そして、そんな大きなしっかりした根っこがあるからこそ、たまに吹く風も心地よく感じられ、雨が降ってもビクともしなくなるのだと思うのです。

家族と言えばある時、二十数年前に生死の境をさまよった次男から電話がありました。

セッション中で気付かず、折り返してみると「夜、あらためて電話します」と言います。子供が「あらためて電話する」などというのは、経験上良い知らせではないことがほとんどですから、今度はなにを言いだすのかと少々ヒヤヒヤしながら夜を待ちました。

そして夜になり、なにを言いだしても驚かないつもりで、肚をくって電話を取ってみると、彼の口から出てきた言葉は意外過ぎるものでした。

なんと、「イヤーコーニングを教えてほしい」と言うのです。

驚きのあまり言葉も出ないわたしに「きちんとお金を払うので教えてください」と続けます。意を固めているのは息子のほうで、戸惑ったのは恥ずかしながら母であるわたしのほうでした。

照れも手伝い、「そうは言っても、イヤーコーニングしてない時のふだんのどうしようもないお母さんのこと知ってるでしょ?　それでもいいの?」と聞いてみます。

すると、「それはもちろん知ってます。でも、もちろんイヤーコーニングのやり方もやけど、お母さんが生きてる間にきちんと学んでおきたいことがある気がするんや。だから、急いでるわけじゃないけど本気やから、よろしくお願いします！」

ああ、なんと……なんと幸せなことでしょう。

何年か前に鹿児島でイヤーコーニングをさせていただいた時、彼がちょうど大学を卒業する時期だったこともあり、一度だけ彼と旅を共にしました。
その時セッション用に貸していただいた会場が、たまたまガラス張りの美しい部屋だったのですが、ガラス張りだったことで彼はわたしがイヤーコーニングをしている姿を見ることになったのです。
ふだん、誰にもお見せすることのないその姿を見て、なにかを感じてくれたのかもしれません。

それとも、違う理由かもしれない。

いずれにしても、その電話を切った後、ひとり込み上げるものを感じたことは言うまでもありません。

本当にしみじみと思います。

いまこうして、全国各地を飛びまわりイヤーコーニングをさせていただくことができるのは、「家族」といういう名のすばらしいアンカーがあるからこそなのですね。

「巫」をやらないのか?

「近藤真澄さんって、巫女舞しながらイヤーコーニングして高いお金を取ってるんだって」

と、どなたかが言っているのを聞いた……という人の話を聞いたという人から聞きました。

本当にそんなことをおっしゃった想像力のたくましい方がいらしたのか、それとも伝言ゲームでそうなったのかはわかりませんが、いろんなことを言う人がいるものだと、呆れてみたり、感心してみたり……。

たしかに、わたしのさせていただくセッションでは、お安いとは言えない金額を頂戴していますが、もちろんそれは舞を舞うからではありません。

そんな信じられないようなうわさが流れる原因となったのは、きっとわたしが神宮に置いていただいていたことに加えて、「巫《かんなぎ》」というイヤーコーニングの新しいかたちのセッションを始めさせていただいたことだろうと思います。

わたしがこの「巫」という言葉に出会ったのは、２０１４年の冬のことです。

イヤーコーニングをさせていただくようになって、二年という月日が経った頃、信頼するある友人が、いきなりこんなメールを送ってきたのです。

「真澄さん、今生も「巫」やるの？」

わけもわからぬうちから、なぜか瞬間的に「逃げるわけにはいかない」というような気持ちが出てきたものの、わたしのことですからふたつ返事なわけはなく、どう返したらよいものかと戸惑っていると、矢継ぎ早に次のメールがきました。

「巫をやるなら五万円ね！」

さすがのわたしも、即座に「それはムリ！」と返しました。

その頃のわたしのセッション料金は一万二千円で、それを頂戴するのでさえ、わたしのなかでは精いっぱいだったのです。

その四倍以上の金額をいきなり、それもなんのことだかわからないものに提示されても、無理なものは無理としか言いようがありません。

ところが、その次のメッセージに、わたしは愕然としてしまいます。

「でも、真澄さんのまわりには、もう五万円のエネルギーを受け取ってもらわないと失礼な人がたくさんいるでしょう?」

返す言葉もありませんでした。

わたしは、自分がいただくお金の金額を見ていたのです。でも、彼女が言っているのはそこではありません。

ただ苦し紛れに「五万円はいまのわたしにはムリ。三万円ならなんとか……」などと、わけのわからない返事をしたのですが、それがその時のわたしの正直な気持ちだったのです。

でも、そうしながらも、今生も「巫」をやらないのか?と問われたら、心の中では「やる!」と即座に返事をしていたのですから、なんとも不思議です。

その時、彼女が教えてくれました。

「神を祀り神に仕え、神意を世俗の人々に伝えることを役割とする人々」を指す「巫」は、概ね朝廷の巫系と、恐山に代表されるような民間の口寄せ系に分けられるのだとか……。

そんな経緯で、わたしの目の前に来た「巫」というセッションを実際にさせていただくことになったのは暮れも押し迫った十二月二十一日、東京に七人もの人が集まってくださることになりました。

その友人が「真澄さんが初めて「巫」を披露します」と声をかけてくださったそうで……本当にありがたいことです。

ただ、この期に及んで、わたしはいまだ自信のなさと飛び込んでみたい気持ちの狭間にいました。

そして、そんなわたしにまたもや、驚くような出来事か起こるのです。

セッションの前日、わたしはあと十日ほどで迎える年末年始をなんとか無事に過ごすために、そして年末、最後の遠出となる青森行きのチケットを買うために、口座残高いっぱいの金額二十万円を引き出して財布に入れていました。もちろん、わたしにとってはこれが全財産です。

そして、その足で新幹線に乗って東京に向かい、待ち合わせていた別の友人と楽しい夕食の時間を過ごしたのです。

ところが友人と別れたあと、宿泊先に向かう途中で何の気なしにカバンの中に手をやったわたしは、カバンに入っているはずの財布が見当たらないことに気づきます。

慌ててカバンの中を必死に探し、ワープするはずのないスーツケースの中まで広げてみたのですが、他のものはすべてあるのに、二十万円の入ったその財布だけがどうしても見当たらないのです。

青ざめたことはいうまでもありませんが、内心わたしは「ああ、ヤラレタ……」と思っていました。

わたしは翌日、未知の世界のものである「巫」というセッションをさせてもらう予定になっていて、それは、三万円という金額をいただくことになっているのです。

そして、その人数は七人。

怖気づいて、「やっぱりわたしにはムリだわ」なんて言う可能性のあるわたしの、ある意味、息の根を止められた感じです。

もっと直截にいえば、背に腹はかえられぬ状況になってしまったわけなのです。

こうして翌日、肚をくくったわたしは、その未知なる「巫」というものを否応なしにさせていただくことになりました。

それは、こんなにも違うのか……と思うほど、なんとも不思議で、表現し難い美しい世界でした。

いままで感じたことのない、至福感にあふれた時間が流れていくのを、わたしはただただ寄り添いながら、静かに感じさせていただいたのでした。

さて、それからの三カ月ほどたった四月一日、エイプリルフールの日の朝に、夫がポストから不思議な封筒を持ってきました。

料金不足の判が押してあるわたし宛のすこし厚みのある封筒です。なぜか宛名の文字はわたしの筆跡で、もちろん差出人の名前はありません。

おそるおそる開けてみると、中から出てきたのはなんと、三カ月前に失くしたわたしの財布だったのです！

何度問い合わせてもどこを探しても、どうしても出てこなかったあの財布。あの時、入っていた現金の諦めは、またがんばればいいとけっこうすぐについたのですが、中に入れていた子供たちの写真の替えはなく、ショックだったのはそちらのほうだったのです。

戻ってきた財布を見てみると、ずいぶん汚れは目立つものの、紙幣と領収書以外はすべてそのままでした。おかげさまで大切な写真たちも戻ってきてくれました。

本当に嘘としか思えないような本当のことが、しかもエイプリルフールに起こるなんて……。

もしかすると、イヤーコーニングさんのニクイ演出なのかもしれないと思わずにはいられない、本当に不思議な出来事でした。

「巫」とならせていただく

「通常のイヤーコーニング「まほろ」と「巫」はどう違うのですか？」と、よくご質問いただきます。

わたしの口からは、「つながるところが違うのです」などというとても乱暴なお答えしかできなくて申し訳なく思うのですが、本当にそのとおりなのです。

「イヤーコーニング」自体は同じ動作になるのですが、肉体に働きかけるイヤーコーニングもあれば、心のレベルに働きかけるイヤーコーニングもあり、かと思えば、もっと深いところに働きかけるイヤーコーニングもあります。

そしてそれは、その方の、その時の状況やタイミング、それに加えて、こちら側……、つまりセッションさせていただく側の資質も大きく影響するものです。

ですから、どこがどうなる……とは、本当に申し上げにくいものなのです。

ただ、「巫」は、肉体も心も含んだうえで、そのもっとも深いところ……、一番奥深くの、誰もがそれぞれに持っている「そこ」に働きかけているものなのだと思います。

そして、その「巫」というものをわたしがさせていただけるのは、ほかの方よりも優れているということではなく、あえて言うならば、ほんの少しだけイヤーコーニングさんに好かれているということなのかもしれません。

以前に、次元を研究していらっしゃるという物理学者の方がお越しくださり、通常のイヤーコーニングと「巫」を数度にわたってさせていただいたことがあります。

その時にその方がおっしゃってくださった数字は、普通のイヤーコーニングと「巫」では、三倍ほどの違いがありました。

これは、彼が言うところの次元の数字のことです。

そして、彼はもうひとつ、おもしろい表現をしてくださいました。

「普通のイヤーコーニングが各階に止まるエレベーターで、一階ずつ上がって十階に行くものだとするならば、「巫」は、高層階用のエレベーターで一気に五十階まで上がるような感じですね」

これは本当にわかりやすい表現をしてくださったと、いまも時折この方の言葉を引用させていただいています。

わたしが、初めての方には「巫」ではなく普通のイヤーコーニングから受けていただくようにお願いしているのは、「巫」は一番深い部分に働きかけるため、肉体や心では変化が感じにくいものなのです。

できれば普通のイヤーコーニングで、生きていれば誰もが心身に刺さったままになっている棘を、少しでも多く抜いてからの方がいいのではないかと思うからなのです。

まあ、いずれにしてもわたしには計り知れないことなのです。

なぜなら、そもそも「巫」とはわたしの意図などが介在するものではなく、その方の一番深いところと、それを知っているどこかとのやりとりなのですから。

わたしはこの肉体を使っていただき、たしかにその時間のあいだ「巫」とならせていただいている、ただただ、そういうことなのです。

本気の覚悟を試される

２０１５年の暮れ、イヤーコーニングに出逢ってからちょうど三年、巫をさせていただくようになってからは一年が過ぎようとしていました。

その頃にはありがたいことに、家にいる時間がどれだけもないくらいに全国各地にお呼びいただき、セッションをさせていただくようになっていました。

ただ、ずっと出張が続くのはやはり大変で、さすがにそろそろ自分の拠点となる場所を持ちたいと思うようになり、家から通うことのできる名古屋で今度は夜のお店はなしの物件を探しはじめたのです。

するとほどなく、駅に近くて見晴らしも良く、広さもあってお家賃もなんとか頑張れそうな物件が見つかり、これに決めようかと前向きに交渉することになりました。

ところが、その物件を見に行ったのが週末で、ひとつだけ気になる、すぐ前に建築中のマンションの「音」を確かめることができません。

イヤーコーニングは静寂の中で燃える音を聴いていただくセッションですから、なるべく静かな環境が望ましいのです。

なかでも工事の音のような人工音は特に避けたく、どれだけの音が出るかわからないというリスクを負った状態で契約をするわけにはいきませんでした。

そこで、週明けの月曜日にそれを確かめて、それから契約という段取りとなったのですが、その月曜日は朝からザンザン降りの雨で、工事がお休みになってしまったのです。

ところが、スケジュールを確認してみると、その月曜日の午後に三重を出て十二日間帰らないことになっていました。

出張から帰ってきてからもう一度確認したいというわたしに、不動産屋さんは、十二日間も遊ばせるわけにはいかない人気物件だとおっしゃいます。でも、わたしはどうしてもその音を確かめなければ決められないわけで、後ろ髪を引かれる思いではありましたが残念ながら折り合いがつかずに断念することとなりました。

わたしは名古屋にはつくづく縁がないのかもしれませんね。

さて、そんな矢先、友人から関西のとある神社に行きましょうとお誘いを受けました。

その神社には以前に一度だけ行ったことがあり、とても厳かで貴い時間を過ごさせていただいたので、ぜひ！ということで暮れも押し迫った二十八日に連れて行ってもらったのです。

年の瀬、静かな気持ちで清浄な時間を過ごせるに違いないと思っていたわたしの期待は、ものの見事に裏切られます。

ご神前に立たせていただくやいなや、大きく力強く、威厳のある声が響き渡ったのです。

「やるのかあっ！」

一瞬面食らったものの、気の強いわたしはしっかり反論します。

「やっています！」

すると、相手もさるもの、間髪入れずにさらに厳しくたたみかけてきます。

「やるのかあっ！」

最初のうちは強気だったわたしですが、何度も繰り返すうちに「やっていますが、足りませんか？」「けっこう頑張っているんですが、まだダメでしょうか？」と、だんだん弱気になっていき……。

本気の覚悟を試されるような「やるのかあっ！」という声との問答は、いったい何回往復し、どれぐらいの時間続いたかわかりません。

途中で、肩から提げていたバッグを降ろし、雪がチラチラ舞う中コートまで脱ぎました。きっとその場に誰もいなかったら、わたしはその場にひれ伏していたことでしょう。

弱気になりつつも、その声のとてつもない勢いの中にある本気を感じたわたしは、逃げることも隠れることもできず、最後にはキッパリと「やります！やるって言ってるじゃないですか！」と、心の中で叫んだのでした……。

いったいあれは、なんだったんだろう。

すっかり混乱してしまったわたしは、帰りの車の中でほとんど会話もできずにいました。

元来、見えない聴こえないわたしなのだから、ただの妄想なのかもしれないけれど、でも、妄想であんなにハッキリとした声が聴こえるものなのだろうか……。

とにかく、考えてもわからないのだから、深く考えないでおこう……、と思っている間に年が明け、あっという間に二月の立春を迎えました。

もしかすると、「やります！」なんて言ってしまったからかもしれませんね。

今度は、生きている人間に言われてしまうのです。

「近藤さん、まだ本気じゃないですよね？」と……。

よろこんで生きていく

京都で会った親しい御仁は、ケンカがあれば仲裁に入ってまるく収めてくださるような、笑顔の穏やかな方なのです。

それが、言葉はいつものように遠慮がちではあっても、唐突に、しかも揺るぎなく「近藤さん、まだ本気じゃないですよね？」なんて、どうしてわざわざケンカを売ってくるのだろうというセリフを発します。

その言葉に、「本気に決まってるじゃないですか！　なに言ってるんですか？」と、目一杯反論すると、その御仁からはもっと思いもよらぬ驚くような言葉が出てきたのです。

「本気だったら、「トウキョウ」ですよね？」

いとも簡単に、サラッと言うその態度にムカッときたものの、その瞬間、わたしができたのは、ハラハラと涙をこぼすことだけでした。

「東京」だなんて考えられるわけがない！

三重の、それもど田舎に生まれたわたしがそんな大都会に行けるわけがありません。だって、わたしは大都会東京が怖いのです。

本当はそれだって怖いのだけれど、そうも言っていられないから仕方なく、地方の都会の名古屋で落ち着こうと思っているというのに……。

ところが、名古屋の物件は流れることになり、ちょうどその直前に知り合った女性から「ますみさん、東京で一軒だけ不動産屋さんに行ってみませんか?」と、誘われてしまったのです。

わたしの煮えきらない返事にもかかわらず、彼女は熱心にネット上に繰り広げられている無数の物件を眺めたうえで、一軒の不動産屋さんを提示してくれました。そのうえ、きっと提示だけでは行くことをためらうとでも思ったのでしょうか、一緒に付いて来てくれると言います。

そして、「もし、この不動産屋さんの担当者が良い人だったら、その人にお任せしましょう」と、彼女に促されて大都会の不動産屋さんに向かいました。

おもしろいもので、不動産屋さんに入りカウンターの空いていた席に座ると、目の前にやってきたのは、それはそれは端正な、そしてとても真面目なナイスガイでした。

そして、そのままその方が担当者になってくださって、わたしは港区三田……などという、田舎者には想像もできない大都会のお部屋を授かることができました。

しかも、一番の難関であろうと想像していた白髪のおじさんが、いとも簡単に、拍子抜けするほどすんなりと東京に出ることを快諾してくれたのです。

「流れる」というのは、こういうことなのか……。

授かったお部屋は、大都会の真ん中であるにもかかわらず、朝は鳥の鳴き声で目を覚ますのです。車の音も、人の声もほとんどしない、とても静かなありがたい環境です。

怖いと思っていた東京だとは思えない、三重の田舎と何ら変わらないような……、いえ、それよりも静かで落ち着く場所なのです。

どの出来事ひとつとっても、わたしが必死で企んで実現できるようなことではありません。そんな状況がなだれのようにやってきたら、さすがにもう、わたしが何かをするなどという感覚は消え失せていくものです。

こうして、すべてのことのおかげさまで、わたしは日々、「イヤーコーニング」なるものをひたすらさせていただく、そんな環境をいただいています。

そしてそれが、わたしを拾ってくださった「大きな存在」の望みなのであれば、そのように使っていただくことがきっと最善なのだと思うのです。

国のため、この星のため……、そんな言葉がわたしのなかから噴き出したことも間違いのないことで、ともすればそんな言葉たちが先行してしまいそうになります。

でもそれ以前に、イヤーコーニングをさせていただくことには、明らかにわたしのためのわたしのよろこびが、計り知れないほどの美しさで、たしかに「在る」のです。この美しいよろこびこそが、わたしがイヤーコーニングをさせていただく理由のすべてといっても過言ではないかもしれません。

そしてそれが、わたしがさせていただくイヤーコーニングを通じて、知らぬ間に誰かに伝播し、この国に、この星に蔓延していくのだとしたら……。

もしもわたしが、そのことを誰かと約束してきたとするのなら、きちんと果たしてかえりたい。

肉体の命は、わたしが預かり得たわたしのものだけれど、それを善しとしてくださったこの永遠の命をつかさどっている「大きな存在」に恥じることのないように、そして小さなわたしを応援してくださっている数々の「存在」に応えられるように、迷うことなく、示されたものに逆らうことなく、よろこんで生きていくだけ……そう心から思います。

第四章 イヤーコーニングという道

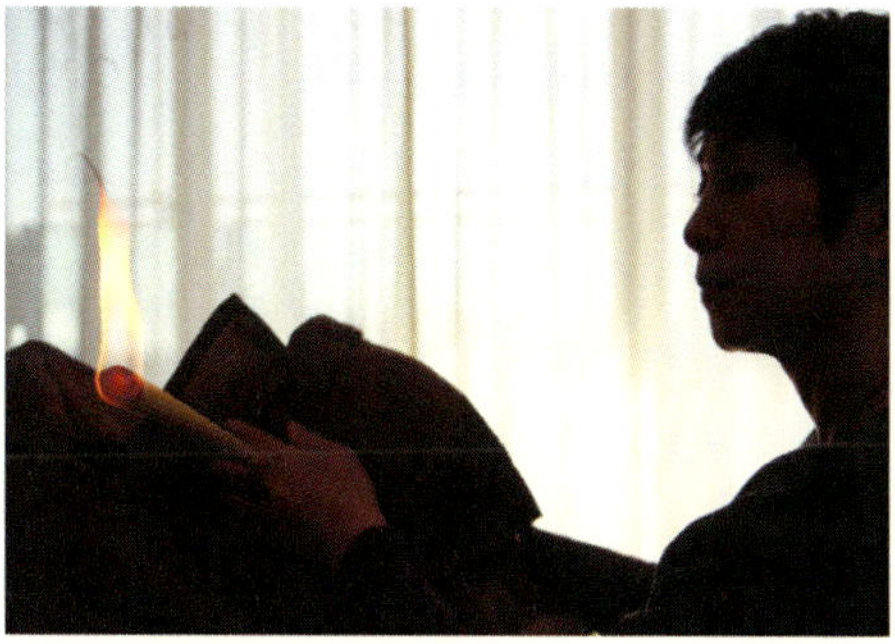

もとにもどる

「イヤーコーニングとはなに？」と、よくお聞きいただきます。

型どおりの説明は、冒頭でお話しさせていただいたとおりなのですが、本当に多くの方にさせていただいてきて、わたしが感じるイヤーコーニングとは、「もとにもどる」という、ただその一言に尽きます。

もとに「もどす」のではなく「もどる」です。

そして、それを身体で感じる方もあれば、こころで感じる方もあり、なかにはもっと深いところで感じる方もある……、そう感じます。

「もとにもどる」という変化の中で、身体の変化は一番わかりやすいものです。こころの変化も比較的わかりやすいでしょう。

もっと深いところは、もしかすると、回を重ねたその先かもしれません。

「イヤーコーニングをされている時、何を考えているのですか？ 何か見えているのですか？」といったご質問もよくいただきます。

何を考えているかというと、特定のことを考えるということはないように思います。とはいえ、まだまだ未熟ですから、完全な「無」の境地かと言えばそんなこともありません。

見えるものと言えば、たくさんの方にイヤーコーニングをさせていただくなかで、一度として同じになることのない炎の色や形、燃えるスピードや煙の量などに感じ入り、それぞれの美しい炎に尊さを覚えることはあります。

でも、何度か申し上げてきたとおり、わたしはわたしの人生の途上で何度か不思議な体験をさせていただいたことはあるものの、元来何かが見えたり聴こえたりするわけではないので、残念ながら何か特別なものが見えるということはありません。

また、もし見えたとしても、それをさも何ものかであるかのようにお知らせすることもないでしょう。わたしにできることは、ただ炎の傍らに寄り添うことだけなのです。

初めの頃は大きな気負いがありました。

具合の悪いところや気になるところを聴けばそれがよくなりますようにと、悩みごとを聴けばそれが解決しますようにと、言葉には出さずとも心の中で祈ったものです。もしかすると、わたしが祈らせてもらうことで、なんらかの結果につながるのではないかとさえ思っていたかもしれません。

ところが、セッションを重ねていくうちに、それはわたしのエゴではないかと思うようになりました。

腰が痛いとおっしゃれば、腰が楽になりますように……と祈ります。

でも、ある時気付いたのです。

オモテに出ている症状として腰が痛いということがあるとしても、もしかすると本当の原因は別のところにあるのかもしれません。

また、イヤーコーニングを受けるきっかけは腰の痛みを解消したいということだったかもしれませんが、本当の理由はもっと別のご自身にもわからないものかもしれないのです。

それを、ある意味わたしのお節介でどうこうしようだなんて、なんて傲慢なのだろうと……。

その日から、お越しくださる方に置かれている状況をお聞きすることはしなくなりました。

すべてはご本人の奥底がご存知で、この方のアタマ、ましてやわたしのアタマになど出る幕はないのです。

そして、その奥底とつながり、奥底を感じ取りそこに反応できるのは、いつも見守らせていただいているこの炎だけ……。そんなふうに思うようになってからは、ほどよく力の抜けた自然な心持ちで炎を見守らせていただけるようになりました。

わたしはといえば、それぞれに必要ななにかを感じて、それを喜んでもらえたならばこれほど嬉しいことはありません。

そして、少し大きなことを言ってもお許しいただけるのなら、この星の役に立ちたいと心から……いいえ、もっと奥深くから、本気で思っているのです。

「小さな平安」を取り戻すこと

イヤーコーニングを始めてからまだ半年ほどの頃なのですが、ある場所で、二人の主婦の方にイヤーコーニングをさせていただきました。

おひとりは田舎の長男に嫁いだお嫁さんで、小さい子どもを何人も抱えながら舅、姑、小姑までもが同居していて、家事に育児に家業の手伝いにと、一日中休む暇なくよく働く方でした。


心身のお疲れがたまった方はたくさんの炎と煙が出ることが多いのですが、そのとおりだった彼女はセッションのあとにこうおっしゃいました。

「ダメだとわかっていても、どうしても子供に当たっちゃっていたんですよね。それで自己嫌悪に陥って、またイライラして……の繰り返しだったんです。

でも、本当にスッキリしました。いますぐ、歌い出したいくらいの気持ちです」

そして、もうひとりの女性は、軽いうつ状態をご主人が心配してのご依頼でした。

しっかりと目を見て話すことすらできなかった彼女が、炎と煙の仕業にかかったら、なんとセッション後にはしっかりと目を見てハッキリと話すではありませんか！

その瞬間、わたしの中にこんな言葉がこだましました。

「タバコ屋のおばちゃん計画！」

昭和の時代には街の角かどにタバコ屋さんがあって、そこには必ずと言っていいほど気のいいちょっとお節介なおばちゃんがいたものです。いまはすっかり失われてしまった、そんなおばちゃんの温かなお節介のように、イヤーコーニングが誰にとっても身近なものになればどんなにすばらしいだろう……、そう思ったのです。

イヤーコーニングそれ自体は、安全なやり方さえわかれば誰でも難しくなくできるもの。深いところに届くようなアプローチをするには、しっかりとした修練と何より言葉で表現することは難しい資質のようなものが必要になってきますが、肉体の疲れや、すこし心が落ち込んでしまったような状態なら、家族の無償の愛によるイヤーコーニングによって、すっと楽になるかもしれません。

わたしひとりでさせていただける人数には限界があります。

本当に嬉しいことに、イヤーコーニングをお仕事として選んでくださって、養成講座で学びを深め認定セラピストとなってくださる方も増えてきて、各地で自信をもってセッションをさせていただいています。

ただ、それでも全国の皆さまにいつでも気軽に受けていただくというわけには、まだまだいかないでしょう。

でも、もしも簡単なやり方をお伝えすることで大切な家族に対してのイヤーコーニングが広がれば、大きな愛と信頼、安心のもとに気軽に日常に取り入れることができるでしょう。

そしてそれは、厳しい現代社会の中でどこかで無理をしながら過ごすうちに、いつの間にか刺々しさが漂ってしまっている家庭に、もとの穏やかさを取り戻す助けとなるかもしれない……、そう考えるとなんだかワクワクするのです。

エンジンがかかるのに時間のかかるわたしのことですから、そのことを感じさせてくれたふたりの主婦に出逢ってからずいぶん月日が経ってからにはなりましたが……。

いま「タバコ屋のおばちゃん計画」は、その想いに賛同してくださる多くの方のおかげさまで、「家族のためのイヤーコーニングコース」として本格的にスタートしています。

先日、「家族のためのイヤーコーニングコース」を受けてくださった方とお会いした時に様子をお聞きすると、お子さんたちはやっている間に寝てしまって体感などはあまりないとのことでした。そうか……、とすこしがっかりしかけていると、彼女は続けてこう言ってくれたのです。

「でも、家族関係が、明らかに変わったんです。なんでも本音で言い合えて、それでいて穏やかでいられるんです。これまではまったくそんなことなかったのに、本当に変わりました！」

その弾むような喜びの声を聞きながら、踊りだしたくなるくらい嬉しくなったわたしの気持ち、おわかりいただけるでしょうか？

そうです！わたしはそれを増やしたかったのです。

この見落とすほどの、当たり前の「小さな平安」がひとつ、またひとつと積み重なることが、この星にとってどんなに優しい光となることか……。

生意気なことかもしれませんが、一人ひとりのこの「小さな平安」こそが、究極のスピリチュアリティであり、この星にもっとも望まれていることなのではないかとわたしは思っています。

特別な人が、特別な人を作り出すためにすることとはまったく異なる、本当にシンプルで、とても純粋なことなのだと思うのです。

これまで生きてくるなかで、わたしはどうしても「夢」というものが見つからず、どちらかといえば嫌悪感さえ持つほど苦手でした。

もしかすると、そんなわたしが初めて持った夢らしきものが、この「タバコ屋のおばちゃん計画」なのかもしれません。

ずいぶん様々なことがありましたが、それらすべてが今のためにあったこと、そう心から思えるわたしが嬉しいのです。

そして、ご縁をいただく皆さまに、わたしにできる唯一のことであるイヤーコーニングをさせていただくこと、そのすばらしさを知っていただき裾野を広げていくこと……。

それによって、厳しくも温かくここまで育ててくださった見えない大いなる存在に、そしてわたしを拾ってくださったイヤーコーニングさんにご恩返しができれば、こんなに幸せなことはないと心から思っています。

神秘なるイヤーコーニング

　ある方から、イヤーコーニングのセッション中は深い瞑想状態に入った時と同じような状態になると教えていただいたことがあります。深い瞑想で起こることは浄化なのだそうで、イヤーコーニングを受けると同じことが起こるというのです。

　その方からの言葉をそのままお借りすると、イヤーコーニングの場合、受ける人によって浄化の起こる場所が違っていて、人によっては肉体レベルの浄化が起こる人もいるし、現実生活の上での浄化が起こる人もいるそうです。

　また瞑想では、現実の変化が加速されることはあっても、肉体レベルの変化というのはなかなか起こりにくいものなのですが、イヤーコーニングでは、時にかなり顕著な変化が起こります。長い期間、瞑想を続けて起こるような変化が、たった一回の施術で起こることもあり、これは驚くべきことだと言えるとのことでした。

わたし自身、信じられないような場面に立ち会わせていたり、嬉しいご感想をいただくたびに、ただ純粋に、この炎と煙はいったいどんな手を使っているのだろうと思います。

解明したいというわけではないのです。

「火」とは、人間が「あやつる」ことなど到底できない太古からの叡智でありながら、人間にしか「あつかう」ことのできない神秘の産物といえるでしょう。

凶器にもなれば、神へも通ずる……。だからこそ、イヤーコーニングという「秘術」は「秘術」そのままで、そこには敬虔《けいけん》なる想いだけが存在していることこそ相応しいのだろうと思うのです。

ただ、最近ではお越しくださる方が、聞かずとも教えてくださることがあります。

ありがたいことに、拙いわたしではとても言葉にできないことを、それぞれの感性でわかりやすく表現してくださるのです。

たとえば、ある女性は、セッション直後に身体から何かが抜けた感じがあり、しばらく経ってふと気づいたら数年続いていた首の痛みが軽くなっていたそうです。

病院に行っても年齢的なものだからと言われ、マッサージ・整体などを時々受けると、その時は多少楽になるものの、また痛みは戻ってくるのであきらめていたものが、痛みをほとんど感じなくなったというのです。

広島でセッションを受けてくださった女性は、耳のコーンに火を点けた途端、体は寝ているのに意識は遠くのどこかへ行って色々な人に会ったような、なんとも不思議な浮遊体験をした気持ちになられたそうです。

そして、驚いたことに、最近体の疲れ方がおかしく、右胸にほぐしてもほぐしてもなくならないしこりがあって気になっていたのが、セッション中にサーッと流れた感覚があったそうなのです。

実際、セッションを受けた日からひと皮向けたようになられ、「仕事もはかどるうえに、たくさんの方から顔色が良くなったと言われるんですよ。病気の芽が摘めて本当によかったです」と嬉しそうにご報告くださいしました。

出張でその地域にお邪魔すると必ず予約を入れてくださっていた彼女は、もの静かで多くを語らず、それでもとっても意思の強い瞳が印象的な女性でした。

何かを抱えていらっしゃることが、少ない言葉の中にもひしひしと感じられた彼女が、珠のような赤ちゃんを抱いて幸せそうに写るお写真を嬉しいメッセージとともに送ってきてくださったのです。

未来が見えず、薄い恋愛感情を交える複数の男性友達がいる状況の中で、「巫」を含む何度かのセッションを受けるうちに、するすると今の旦那さまが浮上し、トントン拍子に結婚することになり、ほどなく待望の赤ちゃんにも恵まれたのだそうです。

「がむしゃらをやめて、イヤーコーニングに身を任せよう」と決めたことで、自分が抱えていたことや、それらを手放さなければならないことがわかり、同時に流れに任せることの大切さがわかったと教えてくださいました。

テスト前にお母さんにイヤーコーニングしてもらったという高校一年生の可愛い彼女が、「真澄さん、聞いてください！テストがすごくできたんです。答えがスルスルスルスル出てきて……、こんなにできたのは初めてです」と嬉しそうに報告してくれたこともありました。もちろん、イヤーコーニングだけではなくて彼女の努力の賜物なのですが、ストレスの多い大変な時代を生きる若い人たちがこんなにとびきりの笑顔を見せてくれるのは、本当に嬉しいことだと感じ入りました。

毎回九州からわざわざお越しくださる若々しく素敵な九州男児は、ちょうど四回目のセッションが終わった時、すこし興奮気味にこんな驚くべきことをおっしゃってくださいました。「五日前からずっと、考えても考えても答えが出なかったことがあったんです。ところが、セッションが終わった瞬間にその答えが出ました！なんというか、バラバラになっていたものが統合された感じです。

どんな高額なセミナーに出たって、どんなに本を読んだって、これはわからないだろうなあ。頭じゃないところではっきりわかったんです。肚におちるというのは、こういうことなんですね。ああ、ほんとうに来てよかったです！」と言って頭を深々と下げてくださったのです。

とんでもない！　頭を下げるのはわたしのほうです。そこに立ち会わせていただいたわたしの方がありがたいのです。

とても爽やかなお顔で、とても軽やかな足取りでお帰りになる後ろ姿を見送りながら、こんな役割をさせていただいていることに奥深くからの大きな喜びを感じずにはいられませんでした。

まだ駆け出しの頃、二度ほどイヤーコーニングを受けてくれた友人から、インスピレーションがあったとのことで「続けて三回集中して受けてみたい」という連絡をいただき、そんなコースはないのですがご要望にお応えして、一カ月の間に三回という集中イヤーコーニングをさせていただいたことがあります。

特にスピリチュアルというわけではないはずの彼女から出る毎回の体感とその後の感想は、こちらが驚くものばかりでした。一回目は涙があふれ、自分が子どもになった感覚で神さまや小人と話すビジョンを見られたそうです。
次は誰とお話できるのかなと期待していたら、二回目以降はそんなことはなく、ただただ「自分がいとおしくて、大切な存在である」という想いがあふれてきたあと、自然に「お父さん、お母さん、ご先祖様、すべての人々にありがとう」という感謝の想いで満たされたというのです。

彼女の美しくも深い想いに触れたとき、わたしはこのイヤーコーニングを、もっと深めていきたい、そしてご縁ある方に一人でも多く体感していただきたいと、あらためて感じずにはいられませんでした。

こうした本当に素敵なご感想やご報告は、日々枚挙に暇《いとま》がないほど多くいただいているのですが、この本を書かせていただくにあたり、セッションを受けてくださった方の中でも心に残る皆さまから、イヤーコーニングへの思いを特別にお寄せいただくことができました。
もちろん、ここまででご紹介させていただいたエピソードと同じくすべては個人的なご感想であり、科学的な検証がなされているわけではなく、どなたさまにもあてはまるというものでもありません。

でも、そんなありがたいメッセージを感謝とともにご紹介させていただくことで、その言葉たちのお力をお借りして、皆さまに「神秘なるイヤーコーニング」の一端を、すこしでも感じていただけましたら幸いです。

■古代の人の叡智に大感謝

東京大学名誉教授
矢作　直樹

あるとき、真澄さんからイヤーコーニングを体験してみないかと勧めていただきましたが、よく知らなかったので受ける前にすこし調べてみました。

名前から想像して耳にコーンを入れることで何かが起こるのだろうと思っていたら、ずいぶん古くから世界中で行われていたとのことでした。たしかに「耳を開き心身の浄化をする」というのはなんとなくわかるような気がしました。あまり先入観を持ちすぎないよう調べるのはこのくらいにして当日を迎えました。

手作りのコーンを見せてもらい、なんとなく古代の叡智を感じて興味津々です。さっそく仰向けになり顔をタオルで覆われてリラックスした体勢になりました。耳元で火がついたコーンがジューッと焼ける音がしたと思ったら、耳にぴたっと当たりチリチリチリッと軽快な音がして少しずつ耳の中が暖かくなっていきました。なんとも気持ちがよかったです。

そのうちだんだんからだが緩んで重さがなくなっていくような感覚になりました。そして、意識はしっかりあるはずなのに軽くいびきをかき始めていることに気づきました。とてもおもしろい感覚です。はじめは抗っていびきを止めようとしてみました。

でも、右の耳、続いて左の耳、そしてまた右、と思っているうちに本当に眠ってしまいました。どれほど時間がたったのか、周りが静かになっていることに気づき施術が終わっていたことを知りました。

終わってすぐは、まるで長いこと温泉に入ったようなからだの開放感と脱力感に襲われていましたが、三十分ほどすると、少しずつですが確実に元気がみなぎってきました。

耳から耳管にかけての浄化とのことですが、そこまで鋭敏にからだの中の位置を感じられません。ただ、頭に直接穏やかな刺激を受けて意識が活性化されたような感じです。

ふだん座業が長いせいか頸部から肩にかけて張りがあるのですが、それが緩んでいるのに気づきました。そのせいでたいへん楽で頭もすっきりです。また、全身がリラックスして手足の先もぽかぽかです。

ふだんの生活習慣によるからだへの負担の悪循環を断つという意味で、とてもよい施術だと思いました。コーンは手作りでとてもたいへんな負担のようですが、術者の方の無理のない範囲でこれからも受けてみたいと思いました。

古代の人の叡智とそれを引き継いでいる真澄さんに大感謝です。どうもありがとうございました。

物質の価値観を超えた意識体験

物理学者
周藤丞治

高次元世界を、人類誰もが見られるようになる。これが私の夢です。物質世界を超えて広がる高次元世界を、皆が見られるようになれば、物質の価値観を超えた新しい文明が創れるはずだからです。

私は長い間、高次元世界を見るには深く瞑想するしかないと考えてきました。ただ、深い瞑想ができるようになるには、それなりに努力や根気が必要です。誰でもがうまく出来るようになることは望めません。もっと易しく高次元世界が見られる方法があると良いんだけど……。そう漠然と思いながらも、何も思い浮かばずにいました。

ところが、近藤真澄さんのイヤーコーニングを受けて、その認識は一変しました。まず、おへそのコーニングで、自分の意識状態を整えます。物質世界にある自分の意識の基準点を設定するような感覚です。そして、耳のコーニングが始まると、その基準点からエレベータに乗るようにして、いとも簡単に高次元世界へと連れて行ってもらえるのです。

物質の価値観から抜け出すと、他人の評価を気にする意識状態（自我の状態）を経て、自分と他人の区別がなくなる意識状態（自己の状態）になります。すべての体験を自分自身のこととして捉える、ワンネスの状態です。エレベータで昇りながら、こうした意識状態が広がる高次元世界を一つ一つ体験し、また一つ一つ体験しながら物質世界（基準点）まで降りてくるのです。

「まほろ」では、エレベータはワンネスの状態まで昇りました。一方、「かんなぎ」では、最初のおへそのコーニングだけで、そのワンネスの状態まで昇ってしまいます。まるで超高速エレベータに乗る感覚になります。その後、耳のコーニングによって、さらに高次元の世界へと連れて行ってくれるエレベータに乗ります。

ワンネスの状態を超えると、すべての体験を何も分類せず、純粋に捉える意識状態になります。無為自然や自然法爾（じねんほうに）と呼ばれる状態です。さらにそれを超えると、時間の経過すら感じない意識状態になります。時間に流されるのではなく、無数にある可能性の中から次の瞬間を自ら選び取り、時間の流れを創り出していく。そんな生命の本質そのものが現れた、まさに神の世界が見えてくるのです。

このような究極の意識状態が広がる高次元世界までエレベータで昇り、いろいろな体験をしながらゆっくりとワンネスの状態まで戻ってきます。そして、しばらくワンネスの状態を体験した後、またゆっくりと元の物質世界まで戻ってくることになります。

「まほろ」「かんなぎ」ともに、高次元世界を行き来するエレベータは完璧に調整されていて、その乗り心地は申し分ありません。驚いたことに、そのエレベータを調整しているのは、真澄さんご本人ではないのですね。真澄さんを高次元世界から支えている存在が、微に入り細に入り、すべてを調整してくださっている。このようなセッションが出来ているのは、真澄さんが純粋な意識の持ち主で、高次元世界の存在に任せきることができるからだと、私は理解しています。

是非あなたも、イヤーコーニングのエレベータで、高次元世界を旅してみてください。物質の価値観を超えた、素晴らしい意識体験がきっと出来るはずです。

神様の世界と人間の世界を繋げる貴い仕事

バレエ・アーティスト
緑間 玲貴

パチパチと遠くで聞こえるイヤーコーンの燃える音。

深い呼吸と共に、遠くの記憶を呼び覚まし、時空を超えて綺麗に洗い流すかのような体験。まるで、胎児がお母さんのお腹の中で生まれる瞬間を待っているかのような、形容しがたい優しさ。

目覚めた時、真澄さんの佇まいの美しさとあいまって、清々しい空気の中で多くのことに気づくのでした。知らず知らずのうちに、溜め込んできた澱のようなものが、排毒のごとく消え去っていく……。そして、言葉にならない清々しさ。

心も身体も、何もかもが自然の状態に整えられていく。大いなるものに身を預けたような感覚でした。

私は自分の舞踊歴の中で、踊りから、一個の人間と地球や宇宙が相似象のごとく深く繋がっていることを教わりました。

このイヤーコーニングを通して、私たちが何がしか清々しく変化することは、地球も、そして宇宙までもが、より清浄な状態に近づくことになるのだろう……そう、確信せずにはいられないのです。

聞けば、イヤーコーニングは、いにしえから語り継がれる秘儀。

そして、私が近藤真澄さんと出会ったのは、古代文明の遺跡が残る不思議な国、エジプトでした。古代エジプトの神殿の壁面に刻まれたイヤーコーニングの様子を偶然に見つけたことがきっかけでお話させていただくようになったのでした。

刻まれた壁画の意味は、ファラオ（王）が神々（見えない世界とでも言いましょうか）と繋がるための儀式で、重要な儀式の準備の様子を描いたものなのだとガイドが説明してくれました。

イヤーコーニングは、人類の長い歴史の中で、文明や国を超えて密かにシャーマニックな人々の間で受け継がれてきたものなのでしょう。いまでは私も、大切な舞台の前日に、イヤーコーニングをしていただくようになりました。

今、真澄さんは、「街のタバコ屋のように、すぐ近くにあって、だれもが簡単にできるようになれば、もっと多くの人たちの助けになるのでは……」と、日本中を飛び回り沢山の方にイヤーコーニングの施術や施術法を指導なさっています。

若かりし頃の真澄さんは伊勢神宮の舞女として御神楽を捧げる職にあったとか……。今も昔も、神様の世界と私たち人間の世界を繋げる貴いお仕事をしていらっしゃるのですね。

火の不思議

アルピニスト
馬酔木　研

太古の昔から人々は日常的に火を使って生活してきた。暖房、炊事、明かり、しかしながら電気が出来て、人は火の扱い方を忘れつつある。

火には、それよりもっと大きな役割があった、神示である。

ネイティブアメリカのシャーマンは、ビジョンクエストと言って荒野の真ん中に野宿して焚き火をし、その火の具合に見て直観力を養っていた。

日本でも山伏やお坊さん達が護摩焚きをする。祈りを上げるのに火を使うのだ。護摩焚きの神は不動明王、迷いを打ち砕き、障りを除く。護摩焚きとは、まさに火を使って迷いや障りを打ち砕くのである。
陰陽五行でも「火水木金土」と真っ先に火が出てくる。火とは、我々が生きていくのにはもっとも身近で大切な、それでいて扱いを間違えてしまうと危険な存在なのである。

イヤーコーニングを体験してみてくださいと、真澄さんから言われた。
聞けば耳にコーンを入れて燃やすという。イヤーコーニングの世界では、上質な綿に蜜蝋を染み込ませた物を円筒状に巻いたものでコーンと呼ぶらしい。

耳に入れて？　燃やす？

大丈夫なんだろうかと思った。

しかし、好奇心のほうが勝って体験してみましょうということになり、仰向けになって待っていると、耳にゴソゴソと音をたて蜜蝋をまいたコーンが入ってきた。

カチッと音がしてパチパチともジャカジャカともいえる音、遥か昔に聞いたことがあるような懐かしい音が脳の奥に響いてきて、気を失った。

再び目を覚ましたのは驚くことに最後の四本目のコーンが終わりに近い時だった。

四本目のバリバリというけたたましい音で戻ってきた。そう、戻ってきた感じなのだ。

セッションが終わったであろうこの時、暫《しばら》くは動く気にもならず寝たままで感覚を味わっていた。

全身はまるで金縛りにあったときのように動けないが、後頭部は涼しげな風が頭部の上に上がっている感じ……何かが抜けたように感じる。

鼻の奥に漂っていた高貴なお香のような香りが目の奥にまで広がっていく。

あまりの気持ち良さにどうしていいか判らず、身をよじって深い呼吸をしてエイヤと自分に声かけるようにしてからだを起こした。

起こしてみて、もっと驚いた。

全身に力がみなぎっているのだ。

まるで数時間、熟睡したような爽快感があり、それ以上に驚いたのは、まるで一つのイベントを成し遂げたような達成感を感じたのである。

不思議な世界だった。

これは火の力によっての魂の覚醒なんだと気づいたのは、その数週間経った後のことだった。

螺旋の光に包まれる至福

画家・作家
はせくらみゆき

イヤーコーニング。

初めて聞く名前なのに、なぜか不思議と、心の深奥では驚くことなく、「ああ、とうとう今の私たちの時空間にもやってきたか」という、何とも言えない安心感を覚えたのが、最初に聞いた時の印象だった。

そして、そのことを初めて私に教えてくださった、近藤真澄さんという女性の、神様に深く愛されているであろう凛としたたたずまいと同時に、まるで映画のストーリーを聴いているがごとくの波乱万丈の歩みを、まるで他人事のように話すあっけらかんとした明るさに、ド肝を抜かれたのだった。

なんと、かわいらしいチャーミングな人なのだろう。

そんな出逢いを経て、私はイヤーコーニングを初体験することになった。


ジーン、パチパチパチ……。

耳の向こうでコーンに火がついたであろうことを感じた私は、ほどなく黄金の螺旋の中に、自分の心の領域―エネルギー体が浸されるのを感じた。

無理なく、無駄なく、緩みながら、本来ある生命の流れのもとへと誘われていく感覚は、実に心地よかった。といっても途中から、表面意識は深い眠りの中へ。

ただただ、ゆったりとほどけていったのだったが、ある深さへ達した時から、小脳のあたりだろうか、キーンと今まで感じたことのない痛みが突き刺して、目が覚めた。

いったいなんなんだこれは？どこを刺激しているんだ？と、寝ているんだか起きているんだかわからない状態のまま、意識の回廊を行き来することになった。

終了後、痛みは消え、再び、心地良い眠りを経て目が覚めた私は、意識がはっきりする前に、さまざまなことをしゃべったらしい。感情もなく、淡々と……。

「こちらの手技に込められているのは、アトランティスやムー、古代エジプト、メソアメリカ、様々な先住民族の中で培われた秘儀であり、叡智の顕現でもあります。このイヤーコーニングという手法は、とりわけ線条体から松果体に働きかけ、脳幹の周波数を調整し、小脳における情報層を取捨選択、整理整頓致します。コーンの螺旋によるフィボナッチ係数が、自然《じねんに》、つまり、自ずと然りと自然に、自助的に整うよう、サポートしていくものとみられます……（以後、記憶不明）」と一気に語り、その後、いつもの自分の状態へと目が覚めていったというのである。

もっとも、これが正しいのか正しくないのか、検証のしようがないのでわからないけれど、少なくとも、心と身体と魂の深いところへ働きかけるセッションであることは間違いないようだ（受けたセッションは「巫」）。

さて、そんな愉しいイヤーコーニング。

最近になって、さらに進化した次元のものが出来たので、ぜひ受けてほしいとのお誘いを真澄さんからいただき、再度、受けさせていただくことになった。

ジーン、パチパチパチ……。

「巫」の進化バージョンともいえる、まだ名もなき新セッションは、他のセッションと同じく黄金の螺旋に包まれながらも、さらに、深くふかく……底なしとも思えるような未曾有の次元へと誘われる、まさしく秘儀であると感じた。

あえて言語化するのであれば、「虚空」、「宇宙」、「根源」、「一なるもの」となるのだろうか?

といっても言葉にしたとたんに制限が生まれ、性質が生まれ、限界が創られていく。その途端に陳腐になり、嘘くさくなるので適した表現が見つからないのだ。そんな、矛盾を抱えながらも、心地良く流れていく「イノチの響き」がもたらす大いなる脈動は、実に心地よいものだった。

意識がはっきりと目覚めてきたところで、真澄さんと話し、「この時空はいったいなんなんだろうね」と話していたら、脳裏の向こうの奥深く—虚空ともいえる場所から、「産霊」という概念がポーンと生まれ、エネルギーが文字化されて出てきたのを感じた。

「真澄さん、産霊《むすひ》って何かな?」と言うと、彼女はすぐに調べた言葉を読み上げた。

『むすひは、神道における観念で、天地・万物を生成・発展・完成させる霊的な働きのことである』

……つかの間の沈黙。

「そうよ、これ、この感覚。私が感じたのはこれなの!そうか、「まほろ」、「かんなぎ」の次にやってきたのは、「むすひ」だったのね」真澄さんが、上気した顔で叫んだ。

時満ちて生まれた新しいセッションに、期せずして私は、お名前をお届けするというお役を授かったらしいことが、後からわかった。

宇宙はいつもベストタイミングで、必要なものを私たちに届けてくれる。

そんな時空間を、それぞれのいのちが、各得意分野を生かしながら、皆で協力し、創り上げていく。

ありがとう、チャーミングで真っ直ぐな天女――真澄さん。

ありがとう、大宇宙。

そして、ありがとう、イヤーコーニング！

この星に届けられた、黄金の螺旋――コーンの贈りものという至福が、それを必要とする人のもとへ、必要な時に必要なだけ、あますことなく届きますように。

恍惚をもたらすもの

断捨離提唱者
やましたひでこ

なんだろう、この微睡みは。
起きているのか、眠っているのか。
目醒めているのか、夢の中なのか。
意識はクリアなのか、それとも、どこかに紛れて込んでいるのか。
浮かび漂う、この私は、いったい何処にいるのだろう。

漂い浮かぶ、この私は、いったい何処へ向かおうとしているのだろう。
心許ないのか、でも、そんなことはなく。
頼りないのか、いいえ、そんなこともなく。

そうか、
いったい、今、何処にいるのかと思うことも、
いったい、これから、何処に向かおうするのかと考えることも、
まったく必要は無く。

ずっと意味を問い、目標を計り、自分を駆り立て、
追い立てることばかりをしてきたのだから。

そう、

この空間に身を任せ、
この時間に身を委ね、
ただ彷徨ってみるのも洒落ているではないか。
なぜなら、近藤真澄のイヤーコーニングは、
私が久しく忘れていた恍惚をもたらすのだから。

エネルギーが切り替わる時

２０１６年の秋、出張セッションの途上で新幹線に乗っていたわたしは、岡山駅に到着するアナウンスを聞き、降りる準備をしてデッキへ向かいました。

誰もいないデッキに出た途端、一瞬しんどい気がしてしゃがみこんだのですが、すぐに同じ車両から女性がひとり出てきたので、立ち上がってスマホで簡単なメールの返信をひとつだけしました。

その時ちょうど、到着まで三分だというアナウンスが聞こえたということは覚えているのですが……。

記憶が途切れた何分後だったのか、「だれか来てくださいーっ！」という少ししゃがれた女性の叫ぶような声を聞き、なんの騒ぎかと不思議に思ったら、なんとわたしが倒れているではありませんか！

そのあと、どうやって車内からホームへ出たのか、いや、出されたのか……いまとなってはさっぱり思い出せないのですが、気がつくとホームのどこかに座らされ、目の前にそのしゃがれた声のきりっとした女性がいて、わたしの体に触れながら矢継ぎ早に質問をしてきます。

わたしがよほどいぶかしげな顔でもしたのでしょうか、鋭い目つきの彼女は「わたしは医者です！」とキッパリと言い、一緒にタクシーで病院に行くか、救急車を呼ぶかとわたしに尋ねるのです。

岡山駅直結のホテルを予約していたので、「大丈夫です。ホテルはすぐなので……」と言うのですがまったく取り合ってはもらえず、いつの間にか運ばれてきた車椅子に乗せられたわたしは、結局、車椅子からストレッチャーに、そして見たことのない機器がいっぱいの車の中に横たわっていました。

救急隊員の方の優しい言葉遣いや、遠慮がちに服をめくり心電図のテープを貼ってくださる様子に大きな安心感を覚え、きっと間違いなく非常事態なのに、その電子音が響く車の中がなんだかとても心地よい時間だったのを覚えています。

岡山の大きな総合病院に運ばれ、当直医らしきやたら大きな声の先生からあれこれ聞かれて、若い女性の看護士さんが何度もわたしの服を上げたり下げたりしています。

それでも、「明日、高松で仕事があるんです」と言うわたしを「輸血をしなきゃ帰れないよ！」と、大きな声が一喝しました。

「輸血だけはやめてください。今日はしたくありません」と、それだけは譲らないわたしに、大きな声の先生はイライラしながら家族と連絡を取るように言いました。

夜中のことで、お酒も入ってすっかり寝入っていたはずの、なかなかつながらない夫のスマホがやっとつながり、不機嫌ながらも明日の朝迎えに来るということで輸血を免れ折り合いがついて電話は切られ、わたしはひとり病室に運ばれたのでした。

あのお医者さんの様子では高松には行けそうもありません。連絡しなければと、点滴と心電図はついたまま、ひとり病室でスマホをのぞきます。

長らく仕事を断るということだけはどうしてもしたくなかったわたしですが、真夜中でしたが電話で事務局に対応をお願いして、翌日の夫の到着を待って三重に戻ることにしました。

そして、あきらめた気持ちで寝ようと思うのですが、今度は痛みで眠れません。よほど派手に倒れたのでしょう。身体のあちこちが腫れたり切れたりしていて、鈍くて重い痛みが走るのです。

あのまま、あのしゃがれた声の女医さんが同じ車両から降りてきてくださらなかったら……と思うと、病室のベッドの中でひとりゾッとしたものです。

ところ、わたしときたら呆れるほどなのですが、こうしてどこかで気を失ったり失神したりする時には、必ずと言っていいほど絶妙なタイミングで多くの皆さまから心身両面から助けていただくのです。

そして、驚くような回復をするのです。

自分でも細胞が明らかに違う！と感じるほど……。

しばらくして会った友人が、「数日前に倒れたと聞いて心配していたのに、別人のように元気になって、しかも自信に満ちあふれてるってどういうこと？」とビックリしていたくらいです。

ご迷惑をおかけしたり、お待ちいただいていた皆さまには本当に申し訳ないのですが、もしかすると、何かのエネルギーの切り替えの時、切り替わる必要のある時に、こうしてわたしは気を失うようになっているのかもしれません。

ただ、そうは言っても身体は確実に年齢を重ねているうえに、特にイヤーコーニングをさせていただくようになってからは、かなりハードに使う日々が続いてきたのも事実です。

倒れたあとに行った東京の大きな総合病院の血液内科で、採血された九本ものガラスの筒を見ながら「ムリしてごめん……」とつぶやいたのでした。

ホルス神殿のレリーフ

イヤーコーニングを始めるきっかけをくださった村上さんにもう一度会うことができたのは、その日からなんと三年以上の月日が経ってからのことでした。

目まぐるしい日々の連続で、いつの間にか疎遠になってしまっていたのです。

「急げー！」という声を聞いたあと、どうすればイヤーコーニングを受けられるのかを尋ねるためにすぐさま彼女に電話をかけたのですが、その時わたしは彼女にその声の話をしませんでした。

見える聞こえる……といったことに一種の抵抗感を持っていたわたしは、自分にそんなことが起こったなんて、とても言えませんでした。不確実なことは言いたくなかったのです。

わたしは、ようやく会えた彼女に今ではこうしてあちこちで使っていただいていることを心からの感謝とともに報告しました。わたしの苦しい時代のことをよく知っている彼女は、いまの現状を本当に喜んでくださいました。

そしてその時、彼女はわたしがすっかり忘れていたことを教えてくれました。電話でわたしは「自分はこのイヤーコーニングをエジプトでの過去世でやっていたみたい」と話していたというのです。

それを聞いたとき、自分の記憶の不確かさにあきれつつも、わたしは鮮やかに思い出していました。そう、それは高校生の時、あの椿大神社で「わたしはこれをやっていた」という確信を持った時と同じような感覚だったのです。

それ以来、機会があれば行ってみたいとずっと願っていたエジプトに、ついに行くチャンスが訪れたのは２０１６年の冬のこと。

派手に倒れてからたった数カ月後のことでしたが、倒れる前よりずっと元気になっていたのですから、もしかするとこの旅のためにエネルギーの切り替えが必要だったのかもしれません。

長大な歴史の中のほんの一部にしか触れることができないことはわかっていても、もしもイヤーコーニングを示すなにかと出逢うことができたならと、わずかな期待を胸に飛行機に乗りこんだのでした。


そんなエジプトの旅のメンバーの中に、美しい三十三歳の男性がいました。

その男性、バレエ・アーティストの緑間玲貴さんと、どの日かの食事の席で隣り合わせになった時、わたしは彼に「イヤーコーニングを示すものがなにか見つかると嬉しいんだけどね」と軽い会話を交わしました。

でも、英語が話せないわたしは案内人に尋ねることもできないし、なによりこんなに広いエジプトのどこかで、それが見つかることなんて奇跡が起きても難しいことだろうと思い、なかば諦めていたのです。

ところが、最終地「ホルス神殿」を訪れた時、ぼんやり歩いているわたしに向かって神殿の入り口から、彼が大声で「真澄さーん！」と呼ぶのです。

声の様子にただならぬものを感じ、小走りで駆け寄ったわたしを、彼は神殿の奥へ奥へと誘います。

そして、どれほど奥まで……と思うほど奥へと進み、ようやくたどり着いた薄暗い部屋で彼が指差した先には、わたしがこの旅で目にすることができたらどれほど嬉しいだろうと思っていたものがあったのです。

それは、まぎれもなく「イヤーコーニング」のレリーフでした。

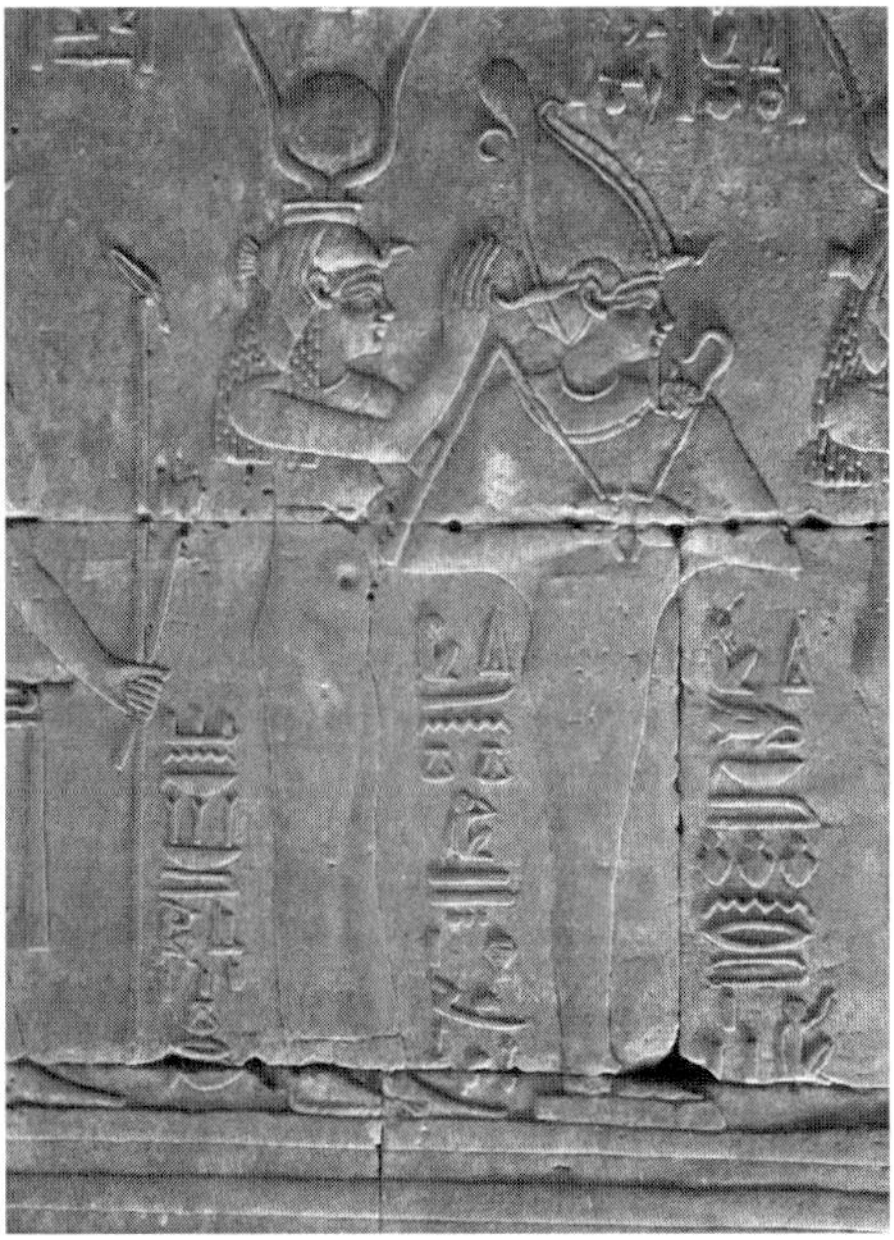

わたしが神殿の外でぼんやりしている間に、彼は神殿の奥深くでこのレリーフを見つけ、その場の案内人にわざわざチップまで払ってこのレリーフの意味を確認してから、私を外まで呼びにきてくれたのだそうです。

まさか彼がわたしの言ったことを覚えていてくださって、行く先々で気にしてくださっていたなんて……、本当に、いくら感謝してもしきれません。

案内人の説明によると、王さまが神様に昇華していく時に、こんなふうに耳へのなにかをすることで昇華するのだとのことでした。

定かではありませんが、古代エジプトの神話の世界に、耳になにかをすることはすでにあったようです。

レリーフのその人物の耳の横にあるものの形が「炎」に見えたのはわたしだけでしょうか。

身体の調子も崩し気味で、食べるものはまったく合わなかったエジプトだけれど、わたしを受け入れ、願いを聞き入れてくださったように感じられた幸せなひと時でした。

火と水の浄化と変容

こうしてエジプトから日本に戻ったわたしには、大きな変化が訪れました。
帰国して、最初のセッションの方のコーンに火を灯した時「あ！違う……」と感じたのです。

これまでのわたしは、何かが変わってもすぐに馴染んでしまうので、その瞬間はそのことを感じても、いつの間にかそれが普通になってしまい、結局変わったのかどうかわからなくなってしまっていました。

ところが、その夢見心地と同時進行していくかのように、まるでわたしを燃やし尽くそうとでもするかのような出来事がわたしに襲いかかってきていたのです。

どれだけぶりに感じる苦しさだったでしょうか……。その出来事で、のたうち回り切り裂かれんばかりの思いをして、その先にあったのは思いもよらぬ過去の清算でした。

また、しばらくの時を経たのち、二十一日間もの間、発熱が続くことがありました。

パジャマばかりかお布団までもがぐっしょりとなるほどの寝汗の量に、毎朝驚く日々でした。

それはまるで、わたしの中の水分をすべて入れ替えるような勢いで、いったいどうなってしまうのだろうという一抹の不安と、もしかすると長年生きてきて、澱みもあるに違いない身体中の水という水を入れ替えてくれるのだろうかという、期待にも似た思いの両方を持ちながら、どうにもならない日々を過ごしたのでした。

それから、二週間以上の時間が経って、ではどんな変化があったのかと思うと、それまで、どうしてもあるひとつの事柄にだけ時おり心がキリキリと痛むような時間があったのですが、その二十一日を通り過ぎてからは、まったくそれがなくなったのです。

みごとに微塵もない……。

もしも水がなにかを記憶するものだとするならば、その記憶ごと流し出してくれたかのようです。

時々にあるそのような浄化のおかげで、わたしの中の何かが一気に軽くなり、それと同時に、ある種、変容のようなことが起こったのかもしれません。

イヤーコーニングの質や、その深さに明らかな違いが生まれているのを感じます。

もはや、通常のイヤーコーニング「まほろ」をさせていただいているにも関わらず、「巫」の領域に入ってしまっているのを感じるのです。それと同時に、これまでの「巫」にも変容が訪れ、それ以上に奥深くへと踏み込む「産霊《むすひ》」が生まれました。

さらに、これまではどなたに何を言われても「わからない」が常套句だった私が、もうそんな逃げの言葉を使うことなく、より多くの方に確信を持ってお伝えし、そのエネルギーを体感していただきたいと思うようになりました。

そして、それにふさわしい働きを、しっかりとさせていただきたいと心から思うのです。

なにもしないということの尊さ

イヤーコーニングというものに出逢い、わたしのセッションを受けてくださった方も、

１０００人を超え、２０００人を超え、ついに３０００人を超えました。

脇目も振らずに、ひたすら目の前に来てくださる方の炎を見守る役目をさせていただいています。

だって、わたしにはそれ以外のことはできないのだから……。

ある時、初めてセッションを受けてくださった男性が、とてもおもしろいことをおっしゃいました。

火を消したあと、三十分ほどまどろんだ彼は、目を開けて身体を起こし、こう言ったのです。

「真澄さん、火を消したあと、僕の身体に何をしてくれていたんですか？」

わたしは戸惑いながらも正直に「いいえ、なにもしていませんよ」と答えました。

「そんなことはないでしょう。火を消したあと、僕の身体の調子の悪いところや滞っているところを順番に調整してくれていましたよね？」

「なにもしていないですよ」

「じゃあ、起きる時に声をかけてくれましたよね？」

「いえ、声はかけていませんよ。

あなたがもぞもぞと身体を動かされたので、ああ起きられたんだなと思って、「ありがとうございました」とタオルを外させてもらったんです」

「えっ？　とても優しい美しい声の女性が「そろそろ起きましょうか？」と声をかけてくれて僕は目を覚ましたんですよ！」

まったく予想しなかったその言葉に、ただただ驚いているわたしの様子を見て、次に彼が発した言葉がすばらしかったのです。

「そうなんですか……。真澄さんはなにもやっていないんですね」

さらりと出た彼のその言葉に、わたしは小さな雷に打たれたかのような衝撃を受けました。

そして、思ったのです。

ああ、そうなんだ。
結局わたしはなにもしていないんだ……。
その気づきは、わたしにとって目覚ましい一歩であり、新しい扉が開かれた瞬間でした。
我が身のためにお金をかけたことなどほとんどなく、スピリチュアルもリラクゼーションもほど遠い生活をしてきたわたしは、施術者としての心構えやマナーといったことを覚えるチャンスに恵まれたことがありません。

ですからとにかく、目の前に横たわる人にいかに気持ちよく心地よくいていただくかを、実践の中から体得していくしかなかったのです。

ところが、その方からのひと言でハッキリと目が覚めました。

セッション中は「ない」と思っていたそのお節介が、まだわたしの中にほんのわずかにあったのです。

そしてそれは、気づくと同時にすっかり消え失せました。

わたしは、本当になにもしてはいないんだ。

ただこうして肉体があり、自由に動く手や足があり、コーンを持たせてもらえて、しっかりと安全を見守らせていただけるこの目がある。

だから、こうして使ってもらっているんだ……。

目から鱗とは、まさにこのこと。

それなら、使ってもらいやすい人でいよう。

いま、わたしが望むとしたら、ただそれだけです。

際立つ能力もなくなんの経験もない、このわたしを拾ってくださったイヤーコーニングさんに喜んでもらえるような、そんな人でありたいと願います。

「火をつけると、真澄さん、いなくなりますよね」

そんな言葉をいただくことがあるのですが、それはなによりの褒め言葉であり、冥利に尽きる言葉です。

イヤーコーニングという道

わたしの朝は、そのほとんどがコーンを作ることから始まります。

ひとり黙々と……です。

ありがたいことに、作っても作っても燃えてなくなってしまうそれらを、あるときは追い立てられるように、あるときは余裕を持って作っているうちに、その数は二万本を数えるまでになりました。

実はこのコーンというのは、イヤーコーニングの要となる大切な存在です。

このコーンがなければイヤーコーニングは成立せず、横たわっていらっしゃる方とわたしをつなぐ唯一のものであり、そして、このコーンだけが横たわっていらっしゃる方の肉体に、たった一カ所だけ触れるものなのです。

そのかすかに触れる感触がどれだけ柔らかく滑らかになるのか……、それがイヤーコーニングを大きく左右するのかもしれない、いえ、するに違いないとはっきりわかったのは、イヤーコーニングに出逢って一年半以上の時間が経ち、７００人くらいの方のセッションをさせていただいた頃だったと思います。

それに気づいてからというもの、たったひとりでの飽くなき探求はどんどん加速していきました。

どんな布がいいのか

蜜蝋のつけ具合はどうか
どんなふうに巻くとしっかりとするのか
ヨレない巻き方はどんなふうか
麻はどんなふうに使えばいいのか

700人ほどさせていただいた頃にようやくわかった、お耳へのコーンの入れ方の智慧と、1300人ほどさせていただいた頃にこれもようやくわかった、「優しいコーン」のあり方。ありがたくもそれらの智慧がもたらされたことで、わたしのイヤーコーニングには格段の違いが生まれました。

そして、いまではそれらを、イヤーコーニングをしたいと思ってくださる方たちに惜しみなくお伝えし共有できることが、本当にありがたく嬉しいのです。

ある時、セッションを受けてくださった方から、「火をつけて耳の中でコーンを回しているのですか？」という意外なご質問をいただきました。

かれこれ３０００人を超える皆さまにセッションをさせていただいてきて、こんな斬新なご質問は初めてだったのですが、とても感度の良い方なのだろうと思いました。もちろん回しているわけではないのですが、おそらくコーンの螺旋に沿うように耳の中に入っていく煙を、きっとそんなふうに感じられたのでしょう。

まさに、イヤーコーニングにとってこの「螺旋」は、最も大切な要素と言ってもいいと思います。

この世の大切なものすべてに関わるのではないかと思われる「螺旋」。

物理もスピリチュアルも、知識としてはなにも持ち合わせていないわたしの勝手な想像ではありますが、きっと人間の力では計り知れないなにかの力が、その「螺旋」には息づいているのではないかと、そんなふうに思ったりもするのです。

そして、その切ないほど美しい螺旋を生み出すコーンを、くる日もくる日もひたすら作るのです。
とても地味なのだけれど、でも、これを作らせていただくからこそ「精進」という、わたしには本当に縁遠いこの言葉も、わずかにわたしの人生の一部分にさせてもらっているような、そんな気がします。

イヤーコーニングという、この摩訶不思議なものを研鑽する日々は、まだまだ道半ばなのに違いありません。
三年前のわたしのイヤーコーニングと、いまのわたしのそれとは、きっとなにかがすでに変わっています。そして、三年後のイヤーコーニングもまた、いまのわたしのそれとは、まったく違うものになっているのでしょう。

「なにをやってるんだ！　はやくやってあげなきゃいけないじゃないか！　急げー！」

一言一句忘れることのできない尊くも力強いこの声から、知らぬ間にちょうどまる五年が経ちました。

まったく予想だにしなかったこんな世界のゴールの見えないスタートを、何もわからずともあの時、勇気を出して切ってしまったのですから、もう走り続けるしかありません。

きっとそれは、あちらから「もうゴールだよ」と、言ってもらえるその時まで続くのでしょう。

長距離走なのか短距離走なのか、はたまた誰かにバトンを渡すリレーなのか……。いずれにしても、わたしに与えられたコースと距離は、力の限り走ってみたいと思います。

わたしを拾ってくださった「イヤーコーニング」さんと、ご一緒くださるすべての皆さまとともに、美しく、よろこびに満ちたその道を、ただ直向きに……。

おわりに

離婚、息子のガン、父の急死、借金20億……。

なんでわたしにだけ
こんなことが次から次へと降りかかってくるの？
そんなことを思う日がどれだけあったかわかりません。

その頃は
それをしっかりと見つめる余裕も知識もなく
とにかく日々が精一杯だったのです。

占いやお祓いにも手を出しました。

それでもなにも変わらない。
誰かのせいに、何かのせいに、どれだけしたかわかりません。

土地が悪いんじゃないか
風水的に悪いんじゃないか
はたまた、ご先祖さまが悪いんじゃないか
挙げ句の果てには、神さまのせいにまで……してしまったのです。

あの場所に置いていただいていたからこそ
そして、わたしは誰よりも仕えていたと
そう自負していたのですから

そのわたしにこんな出来事が次から次へとくるなんて

神さまなんていないに違いないと
思ってしまうことさえありました。

やがてわたしは、
わずか二時間たらずで行ける
大好きな伊勢にも行かなくなっていました。

でも、理由はそれだけではありませんでした。
そこまで行く高速代はおろかガソリン代さえ出すことができない
そんな状態だったからなのです。

でも、ある日突然行きたくなったのです。

それは、なぜか内宮さんでも外宮さんでもなく一度だけ出張で舞わせていただいた瀧原宮でした。

理由はわかりません。

急にどうしても行きたくなり
ひとり運転して慣れない道を進み

二十年ぶりのその場所へ
ただ、何かに突き動かされるかのように
ひたすら向かいました。

駐車場に車を停めて

ああ、こんな神社だったのかと

初めて来たような気さえするその鳥居の前に立ち
一礼をして鳥居をくぐった途端

想像もしていなかった光景がそこにはありました。

止まることのない涙をぬぐうことすらせずに
誰ひとりいない静まり返る参道をただ前へと歩きます。

いったいどれだけ出るのだろうというほど
涙を流しながら感じていたのは

こんなわたしをまだ待っていてくださったのですか。
わたしはあなたに盾ついて
あなたのせいにまでしたというのに

それなのに
あなたはまだ待っていてくださったのですか。
涙を流しながらこうべを垂れるしか
わたしにできることはありませんでした。
申し訳なくて申し訳なくて
そして
ありがたくてありがたくて……。
そう、ここはわたしにとって、そんな場所なのです。
その日からでしょうか。

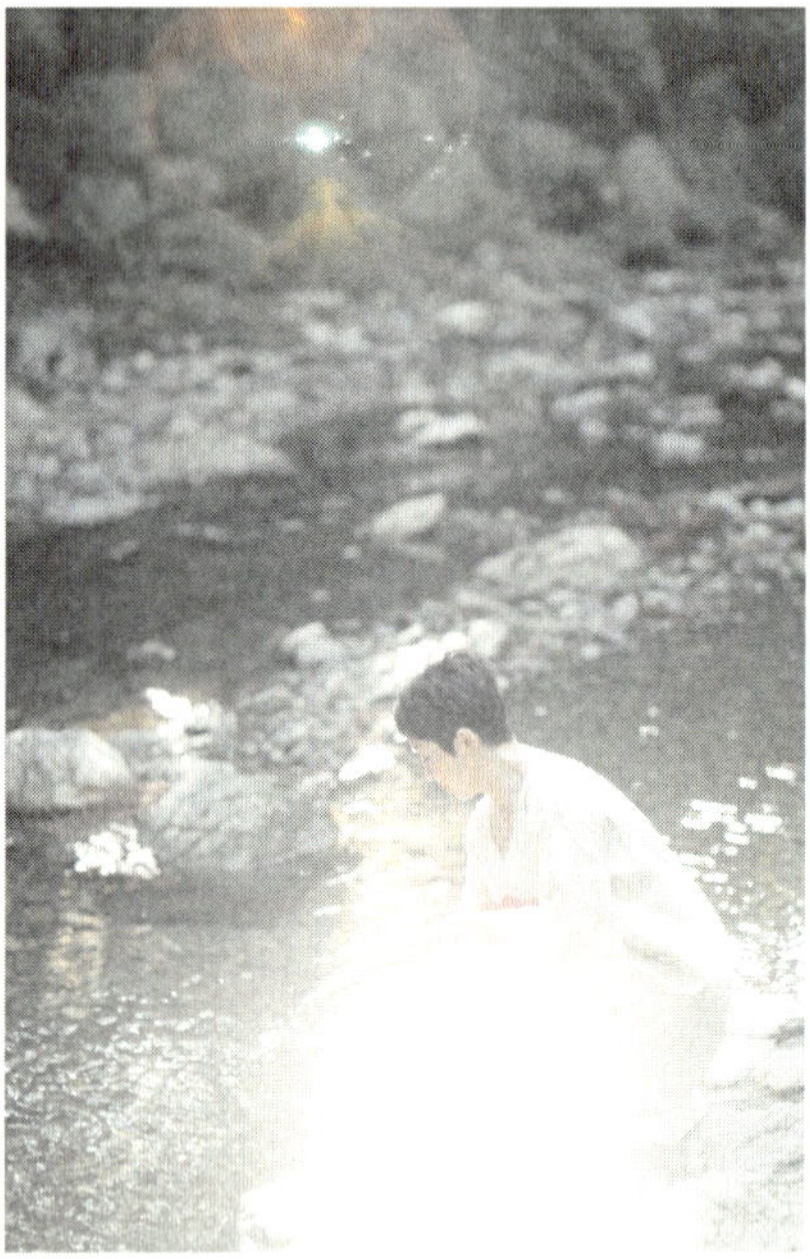

神宮さんをやめてからの二十年間
ほんの小さなことから反対に回り続けていた歯車が
ようやくもとの状態にもどりゆっくりと回りはじめたのは……。

こうして出逢わせていただいた
イヤーコーニングという尊い叡智
それを純粋に伝承していくこと

そしてまた……日々
ゆらぐ炎の傍らに居させていただき
目の前に示されたイヤーコーニングという道を
ただひたすらに歩ませていただくことが
今のわたしにできる唯一のことのようです。

著者略歴

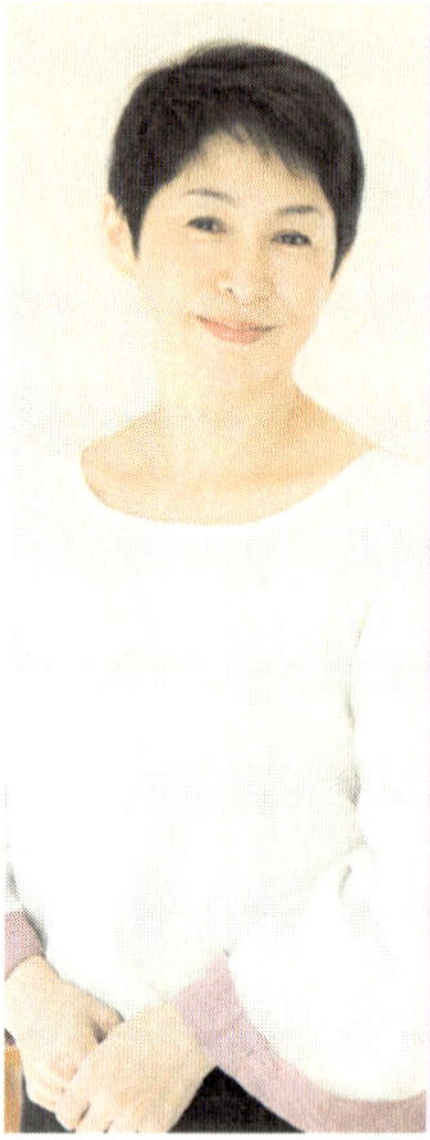

近藤 真澄（こんどう ますみ）

イヤーコーニング・ジャパン主宰

三重県生まれ。高校卒業後、伊勢の神宮に奉職し、「舞女（まいひめ）」として、神楽殿で舞を捧げる日々を過ごす。

2012年12月、ある日突然身体の奥深くから湧き上がった力強い声に、戸惑いながらも一歩を踏み出し、『イヤーコーニング』の道を歩み始める。

2014年末より、通常のセッション「まほろ」に加えてプレミアムバージョン「巫（かんなぎ）」を、2018年立春明けよりさらに深い領域へと踏み込む「産霊（むすひ）」をスタートさせる。

現在は東京都港区のサロンを中心に、全国各地を回りセッションをさせていただく日々を送っている。

イヤーコーニング・ジャパン公式サイト
http://www.e-mahoro.jp/

イヤーコーニング　ゆらぐ炎の傍らで

2018年2月14日　初版発行

著　者　近藤真澄
発行人　山内尚子
発　行　株式会社 きれい・ねっと
〒670-0904　兵庫県姫路市塩町91
TEL 079-285-2215 FAX 079-222-3866
http://kilei.net

発売元　株式会社 星雲社
〒112-0005　東京都文京区水道1-3-30
TEL 03-3868-3275 FAX 03-3868-6588

カバー・扉デザイン　淺井 絵美子
写真　彩開フォト　真島 ゆかり　Ryoko（川辺 良子）

ISBN978-4-434-24443-8

きれい・ねっと

あなたと
私と
この星と
きれいでつながる
よろこびの輪